A FONTE DA
JUVENTUDE

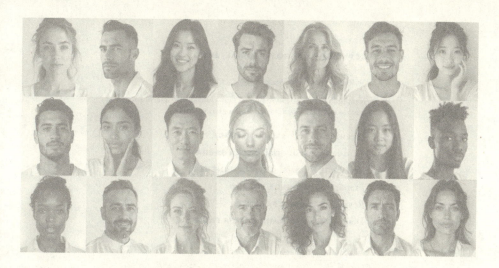

FERNANDA FERNANDES
A FONTE DA JUVENTUDE

A BELEZA VEM DE DENTRO

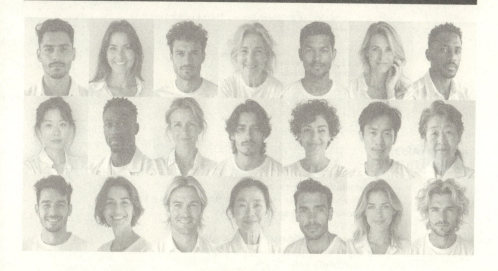

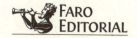

COPYRIGHT © FARO EDITORIAL, 2025

Todos os direitos reservados.

Nenhuma parte deste livro pode ser reproduzida sob quaisquer meios existentes sem autorização por escrito do editor.

Diretor editorial **PEDRO ALMEIDA**
Coordenação editorial **CARLA SACRATO**
Assistente editorial **LETÍCIA CANEVER**
Preparação **DANIELA TOLEDO**
Revisão **BÁRBARA PARENTE**
Diagramação **OSMANE GARCIA FILHO**

Dados Internacionais de Catalogação na Publicação (CIP)
Jéssica de Oliveira Molinari CRB-8/9852

Fernandes, Fernanda
 A fonte da juventude : a beleza vem de dentro / Fernanda Fernandes. — São Paulo : Faro Editorial, 2025.
 160 p. : il.

 ISBN 978-65-5957-759-0

 1. Saúde – Longevidade 2. Beleza 3. Nutrição 4. Atividade física I. Título

25-0109   CDD 612.68

Índice para catálogo sistemático:
1. Saúde - Longevidade

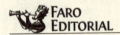

1ª edição brasileira: 2025
Direitos de edição em língua portuguesa, para o Brasil, adquiridos por FARO EDITORIAL

Avenida Andrômeda, 885 — Sala 310
Alphaville — Barueri — SP — Brasil
CEP: 06473-000
www.faroeditorial.com.br

"Minha vontade encontrou minha coragem"
Fernanda Fernandes

*Uma frase que criei, que se tornou parte de mim e simboliza a essência
de cada passo que dei para transformar desafios em conquistas
e construir um caminho alinhado ao meu propósito.*

*Dedico este livro a todas as versões de mim mesma.
À coragem que me fez recomeçar, transformar a
vontade em ação e abrir novos caminhos.*

*Aos meus filhos, Victor, Karine e Samuel,
que não apenas foram minha fonte inesgotável de amor
e inspiração, mas também o motivo para transformar
meu estudo e dedicação à saúde em um propósito maior.*

*E a você, leitor, que acredita que a verdadeira juventude
se constrói com saúde e começa no cuidado que vem de dentro.*

1. INTRODUÇÃO À BELEZA INTEGRAL 9
   A busca pela eterna juventude 9
   Por que a beleza verdadeira vem de dentro? 11

2. FUNDAMENTOS DA NUTRIÇÃO PARA A BIOLOGIA DA BELEZA .. 15
   O papel das células na manutenção da juventude 15
   Entenda por que "enferrujamos" 17
   O poder dos antioxidantes 18
   Dietas da longevidade: mitos e verdades 19
   A importância do microbioma intestinal 24

3. DESAFIOS DA SAÚDE NO MUNDO MODERNO 31
   Não estar doente não é sinônimo de estar saudável 31
   Doenças do mundo moderno 32
   Temos companhia — os parasitas 40
   Fazendo faxina — destoxificação 41

4. A METRÓPOLE CORPORAL: ARQUITETURA NUTRICIONAL
   E A SUPLEMENTAÇÃO INTELIGENTE..................... 47
   Nossa usina energética — a mitocôndria 48
   Por que comemos? Macro e micronutrientes 49
   Não existe suplementação P, M e G 58
   Implementação da suplementação personalizada e a limitação
   dos multivitamínicos e fórmulas prontas 60
   Tipos de exames e testes genéticos 62

5. CUIDADOS COM A PELE DE DENTRO PARA FORA............ 69

A pele como espelho da saúde 69

A jornada da pele 71

O que são nutracêuticos......................... 76

Técnicas de harmonização facial e a ordem correta de aplicação .. 80

6. DOU TRÊS ELIXIRES: ATIVIDADE FÍSICA, SONO E ÁGUA 85

O que realmente acontece e o que precisa ser feito 85

7. SAÚDE MENTAL E AUTOIMAGEM 99

Por que existe um hormônio do estresse? 99

Conexão mente e corpo......................... 102

A ciência por trás da respiração.................... 103

8. ESTILO DE VIDA E CONEXÕES SOCIAIS COMO ALIADOS...... 107

O impacto das relações sociais 107

O impacto do meio ambiente 109

Espiritualidade e positividade 110

9. O BALÉ DOS HORMÔNIOS......................... 115

Como impacta no processo da vida 115

Relação progesterona/estrogênio 117

Qual idade queremos ter para sempre? 119

Beleza e bem-estar no uso dos hormônios 120

O que são os hormônios esteroidais e o que sua falta acarreta

(principalmente na menopausa)................... 125

E a andropausa? 129

10. TERAPIAS E INOVAÇÕES 137

Os avanços em tratamentos regenerativos 137

A beleza e saúde através da tecnologia wearable 141

O futuro da longevidade 146

Como devo começar? Dá tempo?................... 147

11. CONECTANDO OS PONTOS: UM PLANO DE AÇÃO 151

12. A JORNADA CONTINUA 155

CAPÍTULO 1

INTRODUÇÃO À BELEZA INTEGRAL

A BUSCA PELA ETERNA JUVENTUDE

É notável haver uma busca incessante do ser humano pela juventude. Isso reflete um desejo profundo de não apenas prolongar a vida, mas também de manter a vitalidade, a energia e a beleza que com frequência associamos à juventude.

Ao longo dos séculos, essa fascinação se manifestou em incontáveis rituais, tratamentos estéticos e, mais recentemente, em avançados procedimentos médicos e tecnológicos. No entanto, a maioria dessas abordagens concentrou-se em especial nos aspectos externos e visíveis da beleza e da juventude, muitas vezes negligenciando as bases fundamentais da saúde e do bem-estar, o que pode dar maior consistência àquilo que as pessoas buscam.

A busca pela eterna juventude é uma jornada tão antiga quanto a própria humanidade. Desde o início da civilização, nós, seres humanos, temos procurado maneiras de vencer o envelhecimento, na esperança de alcançar algum tipo de imortalidade ou, ao menos, prolongar os anos de juventude e saúde. Essa busca atravessou culturas, religiões e séculos, moldando mitos, inspirando explorações e fomentando avanços científicos.

Na mitologia grega, encontramos uma das primeiras referências à busca pela eterna juventude na história de Titono. Amante da deusa Eos, Titono foi agraciado com a imortalidade, mas não com a eterna juventude, o que o condenou a envelhecer para sempre. Esse mito reflete o desejo humano pela juventude perpétua, mas também adverte sobre suas possíveis maldições.

No Egito Antigo, a obsessão pela vida após a morte levou a práticas sofisticadas de mumificação, com o objetivo de preservar o corpo para sempre. Embora não se tratasse da busca pela juventude em vida, demonstra o anseio pela perpetuidade do ser.

A busca pela Fonte da Juventude é outro exemplo emblemático e bem conhecido desde as histórias infantis. Associada principalmente à figura de Juan Ponce de León, explorador espanhol do século XVI, a lenda diz que ele partiu para a Flórida em busca de uma fonte, cujas águas poderiam reverter o envelhecimento. Embora a história seja mais mitológica do que factual, ela simboliza a incessante procura humana por um elixir da juventude.

Na China antiga, a alquimia desempenhou um papel central na busca pela imortalidade. Imperadores e nobres consumiam poções e elixires, muitos continham ingredientes perigosos como o mercúrio, na esperança de viver eternamente. O mais famoso desses buscadores foi o imperador Qin Shi Huang, que supostamente morreu de envenenamento por mercúrio, resultado de suas tentativas de alcançar a imortalidade.

Na Europa medieval, a alquimia também prometia não apenas a transmutação de metais em ouro, mas a criação do Elixir da Vida, capaz de conceder a eterna juventude. Muitos alquimistas dedicaram a vida a essa busca, embora, invariavelmente, sem sucesso.

Com o Renascimento e a era da Razão na Europa, a busca tomou um caráter mais científico. O interesse pela prolongação da vida e pela eterna juventude levou ao desenvolvimento da medicina moderna. Pesquisadores, como Paracelso e, mais tarde, no século XIX, o fisiologista francês Charles-Édouard Brown-Séquard, tentaram encontrar meios médicos para prolongar a juventude, inclusive através de tratamentos questionáveis de reposição hormonal, de injeção de extrato aquoso de testículo animal.

No século XX, a ciência avançou consideravelmente na compreensão dos mecanismos do envelhecimento. A descoberta dos telômeros, por exemplo, e sua relação com o processo de envelhecimento, abriu novas portas para a pesquisa da longevidade. Hoje, cientistas exploram maneiras de manipular geneticamente essas estruturas para retardar, ou até mesmo reverter o envelhecimento.

Em nossos dias, a busca pela eterna juventude está mais notável do que nunca. Ela foi impulsionada por novos avanços no campo da biotecnologia, da genética e da medicina regenerativa. Empresas de biotecnologia, algumas lideradas por figuras proeminentes do Vale do Silício, investem bilhões de dólares em pesquisas sobre o envelhecimento, buscando soluções para doenças relacionadas à idade e à possibilidade de reverter o processo de envelhecimento em si.

A busca pela eterna juventude, embora tenha se transformado ao longo dos séculos, continua a ser uma constante na condição humana. Ela reflete nosso desejo mais profundo de viver plenamente, sem as limitações impostas pelo tempo. Contudo, traz consigo questões éticas e filosóficas profundas sobre a natureza da vida, a aceitação da mortalidade e as implicações de uma possível imortalidade. Enquanto a ciência avança, talvez estejamos mais próximos do que nunca de atingir o que antes não passava de um sonho. Mas isso nos leva a questionar: será que estamos prontos para as consequências de tal descoberta?

POR QUE A BELEZA VERDADEIRA VEM DE DENTRO?

A beleza verdadeira, como proponho neste livro, é um reflexo da saúde interna e da vitalidade. As pessoas precisam entender que não se trata apenas de ter uma pele sem rugas ou um corpo esbelto, mas de um estado de saúde celular que irradia para o exterior, manifestando-se em uma pele radiante, em olhos brilhantes, em energia abundante e em um espírito vibrante. Essa concepção de beleza resulta da compreensão de que nossas células são os blocos fundamentais de construção do nosso corpo, e que a saúde dessas células afeta diretamente nossa aparência e vitalidade.

A beleza que vem de dentro é sustentável e autêntica. Ela não perde o brilho com o passar do tempo; ao contrário, pode se intensificar com os anos, pois reflete a sabedoria, a paz interior e a harmonia que muitas vezes acompanham o envelhecimento.

Esta abordagem integral do cuidado pessoal é o que diferencia uma vida longa e plena de uma existência marcada pelo declínio e pela busca incessante por soluções externas e superficiais.

A FONTE DA JUVENTUDE

A discussão sobre a origem da beleza e sua relação intrínseca com a saúde das células do corpo humano tem sido um tópico de interesse, tanto para a ciência quanto para a filosofia. No centro dessa discussão está a compreensão de que a beleza, longe de ser mera questão de estética superficial, está profundamente enraizada na saúde e no bem-estar das células que compõem o nosso corpo. Essa perspectiva é apoiada por uma vasta gama de pesquisas científicas recentes, incluindo estudos que exploram como a nutrição, o estresse, o sono e a atividade física afetam a saúde celular e, por sua vez, influenciam nossa aparência externa.

Piccardi e Manissier, num artigo publicado na revista científica *Dermato-Endocrinology**, examinaram a influência significativa da nutrição e da suplementação nutricional na saúde e na estética da pele. Os autores argumentam que uma nutrição adequada, complementada por suplementos, quando necessário, desempenha um papel crucial na manutenção da vitalidade das células da pele. Eles destacam que a alimentação balanceada, rica em vitaminas e minerais, juntamente com a proteção contra agressores externos, como a poluição e a exposição solar excessiva, pode potencializar a capacidade de regeneração celular. Esse cuidado nutricional promove uma pele mais forte e elástica, além de evidenciar a ideia de que a beleza autêntica é um espelho da saúde interna das células.

A relação entre a saúde celular e a aparência física é ainda mais marcante quando consideramos o papel dos antioxidantes. Antioxidantes são moléculas que protegem as células contra os danos causados pelos radicais livres, subprodutos do metabolismo celular que podem levar ao envelhecimento precoce e a diversas doenças. Uma dieta rica em antioxidantes, provenientes de frutas, verduras, nozes e grãos, pode ajudar a manter as células saudáveis e melhorar a aparência da pele, dos cabelos e olhos, conferindo um aspecto mais jovem e vibrante.

Além disso, a saúde celular está intrinsecamente ligada a nosso estilo de vida. Há estudos que demonstram que o estresse crônico pode ter efeitos deletérios sobre a saúde das células, acelerando o processo de envelhecimento e deteriorando a aparência física. Por outro lado, práticas que promovem o bem-estar, como a meditação e os exercícios físicos regulares, foram apresentadas como benéficas para a saúde celular, refletindo-se na maior vitalidade e beleza exteriores.

O sono é outro elemento crucial e desempenha um importante papel na manutenção da saúde celular. Durante o sono, o corpo realiza processos de reparação

---

* PICCARDI, N.; Manissier, P. *Nutrition and nutritional supplementation: Impact on skin health and beauty. Dermato-Endocrinology*, 1(5), 271-274, 2009.

INTRODUÇÃO À BELEZA INTEGRAL

e regeneração celular essenciais para a saúde da pele e do organismo como um todo. A privação do sono pode levar ao aparecimento de sinais de envelhecimento precoce, como rugas e falta de elasticidade na pele, enquanto um sono adequado pode ajudar a preservar a juventude e a beleza natural.

Em resumo, a beleza que "vem de dentro" é um reflexo da saúde e do equilíbrio das células que compõem nosso corpo. Uma abordagem integrativa que enfatiza uma alimentação saudável, um estilo de vida equilibrado, a proteção contra danos ambientais e o cuidado com o bem-estar emocional pode promover a saúde celular. O resultado será manifestado em uma beleza exterior autêntica e duradoura.

Portanto, cuidar do nosso interior é a chave para revelar e manter nossa beleza natural, reforçando a ideia de que a beleza verdadeira é, de fato, um reflexo da saúde interna e do bem-estar.

A busca pela juventude é, portanto, uma combinação de esforços para manter tanto a beleza quanto a saúde. Enquanto a aparência externa pode ser um motivador inicial, a compreensão crescente de que a verdadeira juventude vem de dentro — da saúde celular e do bem-estar geral — está mudando a forma como abordamos essa busca. Então visamos justamente explorar essa interseção, oferecendo uma abordagem holística que promove a saúde integral como a base para uma beleza duradoura e autêntica.

Diante disso, este livro irá guiar você através de uma jornada transformadora, na qual a beleza é vista não como um objetivo único a ser alcançado com esforços externos, mas como uma expressão natural de corpo e mente saudáveis.

Ao longo da jornada desta leitura, você aprenderá que cuidar de si é o maior ato de amor-próprio e que a beleza verdadeira é, de fato, um reflexo da nossa essência mais pura e saudável. Vamos desvendar as práticas, os hábitos e as mudanças de estilo de vida que podem ajudar a alcançar toda essa integridade, promovendo não só uma vida mais longa, mas também mais plena e bela.

CAPÍTULO 2

FUNDAMENTOS DA NUTRIÇÃO PARA A BIOLOGIA DA BELEZA

O PAPEL DAS CÉLULAS NA MANUTENÇÃO DA JUVENTUDE

À medida que envelhecemos, as células do nosso corpo passam por transformações que influenciam diretamente a saúde e a aparência. Entender esses mecanismos é fundamental para adotar uma abordagem mais consciente em relação à manutenção da juventude e bem-estar. Vejamos, então, alguns desses mecanismos que ocorrem com as células.

Telômeros: guardiões do DNA

Os telômeros, localizados nas extremidades dos cromossomos, desempenham um papel crucial na proteção do DNA. Com o passar dos anos, os telômeros naturalmente encurtam, um processo associado à instabilidade genética e ao envelhecimento celular. O comprimento adequado dos telômeros é essencial para a saúde celular e para a manutenção da juventude.

Inflamação: a dupla face

A princípio, a inflamação é uma resposta protetora do corpo contra infecções e lesões. No entanto, com o envelhecimento, podemos experimentar um estado de inflamação crônica, que contribui para a degeneração dos tecidos e o desenvolvimento de doenças relacionadas à idade. O equilíbrio na resposta inflamatória é, portanto, vital para um envelhecimento saudável.

Estresse oxidativo: o desafio do equilíbrio

O estresse oxidativo ocorre quando há um desequilíbrio entre a produção de radicais livres* e a capacidade do corpo de neutralizá-los com antioxidantes. Esse desequilíbrio pode levar ao dano celular e é fator-chave no processo de envelhecimento. A manutenção de um equilíbrio antioxidante adequado é fundamental para proteger as células e promover a longevidade.

Glicação: a ameaça silenciosa

A glicação é um processo no qual os açúcares se ligam inapropriadamente a proteínas e lipídios, formando os produtos finais de glicação avançada (AGEs). Esses AGEs podem afetar negativamente a estrutura e função de células e tecidos, acelerando o envelhecimento. A minimização da formação de AGEs é um passo importante na preservação da ótima função celular.

Senescência celular: o fim da linha

Com o tempo, as células podem entrar em um estado de senescência, no qual param de se dividir e começam a secretar substâncias pró-inflamatórias. Esse acúmulo de células senescentes contribui para o envelhecimento e a deterioração

---

* Radicais livres são moléculas liberadas durante o metabolismo e podem causar doenças degenerativas e o envelhecimento celular.

tecidual. A compreensão da senescência é crucial para desvendar os mistérios do envelhecimento e buscar estratégias para promover a saúde celular.

Regulação hormonal: o equilíbrio essencial

Os hormônios desempenham papéis vitais em diversas funções do corpo. À medida que envelhecemos, mudanças nos níveis hormonais podem afetar negativamente nossa saúde e aparência. A manutenção de um equilíbrio hormonal saudável é fundamental para um envelhecimento gracioso e para a preservação da juventude.

Danos ao DNA: ameaças internas

O dano ao DNA é um evento comum em células vivas, mas a capacidade de reparar esse dano diminui com a idade. O aumento na frequência de danos ao DNA, juntamente com a diminuição da eficiência de reparo, pode levar a mutações e ao desenvolvimento de câncer. A proteção do DNA é, portanto, essencial para a longevidade e a saúde celular.

ENTENDA POR QUE "ENFERRUJAMOS"

Imagine seu corpo como uma máquina impressionante. Como qualquer peça de maquinário, com o tempo ela começará a apresentar sinais de desgaste, um fenômeno que podemos comparar à ferrugem.

Os protagonistas dessa história são os radicais livres, moléculas com um desejo voraz pela estabilidade que surge de um elétron desemparelhado. Eles são formados naturalmente em nosso corpo como subprodutos de processos vitais, como converter alimentos em energia ou respirar. No entanto, fatores externos, como poluição, fumaça de cigarro, radiação solar e uma dieta pouco saudável aumentam sua produção.

Os radicais livres não são vilões por natureza; eles têm funções importantes, como combater infecções. Contudo, quando se acumulam em excesso, iniciam uma busca frenética por outros elétrons para poderem alcançar a estabilidade; para fazer isso, atacam as células saudáveis que estão a seu redor em um processo chamado "oxidação". Esse processo é semelhante à ferrugem que se forma em um metal exposto ao ar. Do mesmo modo como a ferrugem corrói o metal, a oxidação pode danificar nossas células, proteínas e até o DNA, contribuindo para o envelhecimento e diversas doenças.

O PODER DOS ANTIOXIDANTES

Mas não é preciso ter medo, pois o nosso corpo tem uma linha de defesa heroica: os antioxidantes. Essas substâncias são encontradas em abundância em alimentos como frutas, vegetais, nozes e grãos, e podem doar um elétron aos radicais livres sem se tornarem instáveis. Isso os neutraliza e previne o dano, preservando a integridade e a juventude de nossa "maquinaria" interna.

Além da alimentação rica em antioxidantes, o uso de suplementos é um aliado poderoso na luta contra a oxidação. Suplementos como a vitamina C, vitamina E, selênio e betacaroteno são conhecidos por suas propriedades antioxidantes. Eles atuam complementando a dieta, garantindo que tenhamos uma reserva robusta desses guerreiros antioxidantes, especialmente em tempos de maior necessidade ou quando nossa dieta não é nutritiva o bastante.

Agora, pense no corpo não apenas como uma máquina, mas como uma obra de arte em constante evolução. Cada escolha que fazemos, desde o que colocamos no prato até o estilo de vida, e a inclusão consciente de suplementos, pode influenciar profundamente o equilíbrio entre radicais livres e antioxidantes. Ao optar por um caminho repleto de nutrientes antioxidantes, exercícios físicos e hábitos saudáveis, estamos escolhendo resistir à "ferrugem" do tempo, mantendo nossa estrutura interna não apenas em bom funcionamento, mas florescendo verdadeiramente com o passar dos anos.

Esse entendimento revela uma verdade poderosa e inspiradora: a chave para manter a "beleza que vem de dentro" reside em nossas próprias mãos. Ao cuidarmos de nosso corpo com consciência, respeito e a ajuda de suplementos, quando necessário, influenciamos diretamente nossa saúde, vitalidade e a maneira como "enferrujamos" com o tempo.

Que o conhecimento desta verdade seja o incentivo para abraçar um estilo de vida que celebra e nutre a magnífica máquina que é o corpo humano, garantindo que a beleza que vem de dentro irradie por fora, hoje e sempre.

DIETAS DA LONGEVIDADE: MITOS E VERDADES

A relação entre os hábitos alimentares ao longo da história da humanidade e o impacto desses hábitos na saúde, na longevidade e no bem-estar geral é outra área de informação necessária. Desde os tempos ancestrais até a Modernidade, a evolução das dietas tem refletido não apenas as mudanças sociais, econômicas e tecnológicas ocorridas ao longo do tempo, mas também o nosso crescente entendimento de como os alimentos afetam o corpo e a mente.

A seguir, é possível conferir uma tabela que ilustra essa evolução dietética. Nela estão destacados os principais momentos históricos, os tipos de dietas predominantes em cada época e as condições de obesidade e doenças relacionadas. Essa análise permite compreender como as escolhas alimentares de nossos antepassados influenciaram a saúde e a longevidade, oferecendo *insights* valiosos sobre como podemos adaptar nosso próprio estilo de vida e hábitos alimentares, a fim de promover a saúde e o bem-estar em nossa jornada pela busca da beleza que, verdadeiramente, vem de dentro.

MOMENTO HISTÓRICO	TIPO DE DIETA	CONDIÇÕES DE OBESIDADE E DOENÇAS RELACIONADAS
Era Paleolítica	Caça, pesca e coleta: carne, frutas, nozes, raízes	Baixa prevalência de obesidade; doenças crônicas não transmissíveis eram raras devido à dieta balanceada e estilo de vida ativo.
Revolução Neolítica	Baseada em grãos, leite e derivados	Aumento de cáries dentárias devido ao consumo de grãos; possíveis inícios de doenças relacionadas à dieta, como obesidade em algumas comunidades sedentárias.
Antiguidade e Idade Média	Variada conforme classe social e geografia; grãos, carnes, legumes	Diferenças de saúde e longevidade baseadas na classe; elites podiam sofrer de obesidade e doenças relacionadas à abundância alimentar, enquanto a plebe enfrentava subnutrição.
Era dos Descobrimentos	Troca global de alimentos; introdução de novos alimentos em diferentes culturas	Troca de alimentos levou a dietas mais variadas, mas também introduziu o açúcar em larga escala, pavimentando o caminho para aumentos futuros de obesidade e diabetes.
Revolução Industrial	Aumento de carboidratos refinados e açúcares; início do processamento de alimentos	Surge a obesidade como problema de saúde pública devido ao aumento do consumo de alimentos processados e sedentarismo. Aumento de doenças como diabetes tipo 2, doenças cardíacas e certos tipos de câncer.
Século xx até a Atualidade	Variedade global e aumento de produtos industrializados e ultraprocessados	Aumento dramático na prevalência de obesidade e doenças crônicas não transmissíveis em escala.

> *"Deixe que o alimento seja seu remédio e que o remédio seja seu alimento."*
>
> — Hipócrates

Nesse sábio conselho do pai da medicina moderna, encontramos a essência da nossa busca por uma vida longa, plena e bela. A alimentação não é apenas um ato de sobrevivência, uma necessidade básica do ser humano, mas também uma oportunidade para nutrir corpo e mente, potencializando a saúde e o bem-estar. À medida que exploramos o vasto universo das dietas populares tão difundidas hoje em dia, desvendamos os mistérios por trás dos alimentos que consumimos, buscando a verdade em meio a um mar de mitos.

Veja a seguir alguns tipos de dietas para que você, tendo conhecimento, possa fazer escolhas alimentares que ressoem não apenas com seu corpo, mas também com sua alma.

1. Dieta mediterrânea: renomados cientistas, como Ancel Keys, têm estudado os benefícios da dieta mediterrânea, vinculando-a a uma longevidade notável e a um risco reduzido de doenças cardíacas. Esta dieta é uma celebração dos sabores ricos e nutritivos, destacando o valor de refeições compartilhadas e um amor pela diversidade alimentar.

   - Descrição: baseada nos hábitos alimentares tradicionais dos países mediterrâneos, como Grécia e Itália.
   - Alimentos principais: frutas, vegetais, grãos integrais, azeite de oliva, peixes, nozes e sementes.
   - Benefícios: estudos associam esta dieta a uma maior longevidade e a um menor risco de doenças cardíacas. É rica em antioxidantes e gorduras saudáveis.

2. Dieta cetogênica: uma abordagem que desafia a norma, a dieta cetogênica transforma a percepção convencional de gorduras e carboidratos. O doutor Russell Wilder, no início do século xx, foi pioneiro neste método, não apenas como uma estratégia de perda de peso, mas como tratamento potencial para a epilepsia.

   - Descrição: foca em uma ingestão muito baixa de carboidratos e alta de gorduras, induzindo o corpo a entrar em cetose.

FUNDAMENTOS DA NUTRIÇÃO PARA A BIOLOGIA DA BELEZA

- Alimentos principais: carnes, peixes gordurosos, ovos, manteiga, queijos, nozes e vegetais com baixo teor de carboidratos.
- Benefícios: promove a perda de peso rápida e pode ser usada no tratamento da epilepsia. Também pode melhorar a saúde metabólica.

3. Jejum intermitente: a prática de jejum, com raízes ancestrais, tem sido examinada por cientistas contemporâneos, como o doutor Yoshinori Ohsumi, cujos estudos sobre autofagia lhe renderam o Prêmio Nobel de Medicina e Fisiologia de 2016. O jejum intermitente promete não apenas perda de peso, como ainda a melhoria na saúde celular e longevidade.

- Descrição: alterna períodos de alimentação com períodos de jejum. Existem várias abordagens, como o método 16/8 (16 horas de jejum e 8 horas de alimentação).
- Práticas comuns: jejum de 16 horas, jejum de 24 horas uma ou duas vezes por semana, ou a dieta 5:2 (comer normalmente por cinco dias e restringir calorias por dois dias).
- Benefícios: estudos mostram que o jejum intermitente pode melhorar a saúde celular, promover a perda de peso e aumentar a longevidade.

4. Dieta vegana: o doutor T. Colin Campbell, em seu trabalho seminal "O Estudo da China", ilustrou o impacto profundo de uma dieta baseada em plantas na redução do risco de doenças crônicas. A dieta vegana é um testemunho do poder das plantas para nutrir e curar nosso corpo.

- Descrição: elimina todos os produtos de origem animal, focando em alimentos de origem vegetal.
- Alimentos principais: frutas, vegetais, grãos, legumes, nozes e sementes.
- Benefícios: pode reduzir significativamente o risco de doenças crônicas, como doenças cardíacas e câncer.

5. Dieta paleolítica: inspirada nos hábitos alimentares dos nossos ancestrais, a dieta paleolítica propõe um retorno ao básico. Pesquisadores como o doutor Loren Cordain exploraram como dietas ricas em alimentos integrais e naturais podem promover a saúde e combater doenças modernas.

A FONTE DA JUVENTUDE

- Descrição: baseia-se nos hábitos alimentares dos nossos ancestrais caçadores-
-coletores.
- Alimentos principais: carnes magras, peixes, frutas, vegetais, nozes e sementes.
- Benefícios: pode promover a saúde e ajudar a prevenir doenças modernas, como obesidade e diabetes.

6. Dieta Low-FODMAP: criada para pessoas com síndrome do intestino irritável e outros distúrbios digestivos, a dieta low-FODMAP limita o consumo de certos carboidratos que são mal absorvidos pelo intestino. O doutor Peter Gibson, um dos pioneiros desta dieta, mostrou como a abordagem pode aliviar significativamente os sintomas em muitos pacientes.

- Descrição: limita alimentos ricos em FODMAPs (carboidratos de cadeia curta que são mal absorvidos pelo intestino).
- Alimentos permitidos: carnes, peixes, ovos, alguns vegetais e frutas, arroz, aveia e produtos sem lactose.
- Benefícios: pode aliviar significativamente os sintomas da síndrome do intestino irritável e outros distúrbios digestivos.

7. Dieta Whole30: um programa de 30 dias que promove uma "reinicialização" do corpo, eliminando grupos alimentares que podem causar inflamação, desequilíbrios hormonais e distúrbios digestivos. Desenvolvida por Melissa Hartwig Urban e Dallas Hartwig, a dieta enfoca alimentos integrais, minimamente processados, promovendo uma transformação física e psicológica.

- Descrição: um programa de 30 dias que elimina alimentos potencialmente inflamatórios e focado em alimentos integrais.
- Alimentos principais: carnes, peixes, vegetais, frutas, nozes e sementes.
- Benefícios: promove uma transformação física e psicológica, ajudando a identificar alimentos que podem causar inflamação e desequilíbrios hormonais.

8. Dieta do tipo sanguíneo: promovida por Peter D'Adamo, esta dieta sugere que o tipo sanguíneo de uma pessoa pode determinar quais alimentos são mais saudáveis para ela. Embora controversa e com evidências científicas limitadas, a dieta propõe uma abordagem personalizada à alimentação.

FUNDAMENTOS DA NUTRIÇÃO PARA A BIOLOGIA DA BELEZA

- Descrição: sugere que o tipo sanguíneo de uma pessoa determina quais alimentos são mais saudáveis para ela.
- Alimentos variam: dependendo do tipo sanguíneo, com recomendações específicas para cada grupo (A, B, AB, O).
- Benefícios: propõe uma abordagem personalizada à alimentação, que pode ressoar em algumas pessoas.

9. Dieta Atkins: uma das primeiras dietas *low-carb* a ganhar popularidade, a dieta Atkins, criada pelo doutor Robert Atkins, foca na redução drástica do consumo de carboidratos para promover a perda de peso e melhorias na saúde metabólica.

- Descrição: uma das primeiras dietas *low-carb* a ganhar popularidade, foca na redução drástica de carboidratos para promover a perda de peso.
- Fases: inclui várias fases, começando com uma ingestão muito baixa de carboidratos e aumentando gradualmente.
- Benefícios: pode promover a rápida perda de peso e melhorias na saúde metabólica, como níveis de açúcar no sangue e colesterol.

10. Dieta crudívora: baseada no consumo de alimentos crus ou minimamente processados, os adeptos da dieta crudívora acreditam que esse regime maximiza a ingestão de nutrientes essenciais e enzimas vivas, promovendo a saúde e a longevidade.
    - Descrição: baseada no consumo de alimentos crus ou minimamente processados.
    - Alimentos principais: frutas, vegetais, nozes, sementes e grãos germinados.
    - Benefícios: maximiza a ingestão de nutrientes essenciais e enzimas vivas, promovendo a saúde e a longevidade.

É importante salientar que estas são estimativas genéricas baseadas em tendências observadas até a minha última atualização e não devem ser consideradas precisas ou atuais. A popularidade das dietas pode variar significativamente ao longo do tempo e entre diferentes regiões. Para informações mais precisas e atualizadas, recomendo consultar fontes específicas de pesquisa de mercado e estudos epidemiológicos recentes.

À medida que mergulhamos no entendimento dessas dietas, lembramos que a chave para a longevidade e beleza não reside em seguir às cegas a última tendência,

A FONTE DA JUVENTUDE

mas em ouvir nosso corpo, entender nossas necessidades únicas e respeitar a sabedoria da natureza.

A IMPORTÂNCIA DO MICROBIOMA INTESTINAL

Imagine um mundo onde os verdadeiros governantes não são aqueles que constroem arranha-céus, elaboram leis ou viajam pelo espaço. Este planeta, embora familiar, é dominado por criaturas tão pequenas que escapam à vista destreinada, seres que precederam os dinossauros em bilhões de anos e que, provavelmente, estarão aqui muito depois de nós. Sim, estamos falando do nosso próprio mundo, mas sob a perspectiva fascinante de que ele é, de fato, habitado e regido por microrganismos.

Esse "império microbiano" é tão vasto e diverso que ultrapassa a imaginação. Estima-se que a Terra abrigue cerca de um nonilhão (1030) de bactérias, um número que em comparação faz a população humana parecer insignificante. Esses microrganismos estão por toda parte: no solo, onde desempenham um papel crucial na decomposição e no ciclo de nutrientes; nos oceanos, formando a base da cadeia alimentar marinha; e nas camadas mais altas da atmosfera, onde podem influenciar padrões climáticos.

Curiosamente, nosso próprio corpo é um microuniverso repleto de vida microbiana. Por muito tempo, pensou-se que éramos principalmente seres humanos, mas a ciência moderna revelou que somos compostos mais microbianos do que humanos, pelo menos em termos de número de células.

Esses passageiros invisíveis não são apenas passageiros; são essenciais para nossa sobrevivência, ajudando na digestão, na proteção contra patógenos e na regulação de nosso sistema imunológico.

Além do mais, microrganismos têm sido mestres da bioengenharia muito antes da invenção da roda. São capazes de realizar façanhas que desafiam nossa compreensão, como viver em ambientes extremos, onde nenhuma outra forma de vida poderia sobreviver — desde fontes hidrotermais nas profundezas do oceano até as geleiras polares. Alguns são capazes de limpar derramamentos de petróleo, produzir biocombustíveis e reciclar plásticos.

Portanto, embora os humanos possam se gabar de suas metrópoles de concreto e aço, devemos lembrar que, em escala global, somos apenas a pequena parte de um ecossistema muito mais amplo e dominado por criaturas que não podemos ver a olho nu. O planeta Terra, com toda a sua majestade, é, na verdade, um mundo microbiano. Estamos vivendo nele graças à tolerância e à indispensabilidade desses microrganismos.

O número de microrganismos que habitam o corpo humano é extraordinariamente grande e varia bastante entre indivíduos. Tradicionalmente, estimava-se que o corpo humano abrigasse cerca de dez vezes mais células microbianas do que células humanas. Essas estimativas colocavam o número total de microrganismos — principalmente bactérias, mas também vírus, fungos e outros micróbios — em torno de 100 trilhões.

No entanto, pesquisas mais recentes ajustaram esses números, sugerindo que a relação entre células humanas e microbianas é mais próxima de 1:1. Um estudo publicado na revista *Cell*, em 2016 propôs que, para um "homem de referência" de cerca de 70 quilos, haveria aproximadamente 30 trilhões de células humanas e 39 trilhões de células bacterianas. É importante salientar que esses números são aproximações e podem variar dependendo de diversos fatores, incluindo idade, dieta, genética e ambiente.

Além das bactérias, o corpo humano também abriga uma grande quantidade de vírus, fungos e outros microrganismos, contribuindo para o que é conhecido como o microbioma humano. O microbioma não se distribui uniformemente pelo corpo; ele é particularmente rico e diversificado no trato gastrointestinal, e também é encontrado na pele, na boca, no nariz e em outras partes do corpo expostas ao ambiente externo.

O microbioma intestinal é um ecossistema complexo e dinâmico composto por trilhões de microrganismos, incluindo bactérias, vírus, fungos e protozoários, que habitam o trato gastrointestinal humano. Esse conjunto diversificado de microrganismos desempenha papéis cruciais em múltiplas facetas da saúde humana e na doença, atuando em simbiose com o hospedeiro, a fim de manter o equilíbrio e a funcionalidade do organismo.

Destaco algumas funções:

Digestão e absorção de nutrientes

O microbioma intestinal ajuda na digestão de certos alimentos que o estômago e o intestino delgado não conseguem digerir. Também auxilia na absorção de nutrientes, como vitaminas do complexo B e vitamina K, fundamentais para várias funções biológicas.

Sistema imunológico

Cerca de 70% do sistema imunológico reside no intestino, fazendo do microbioma um fator essencial na modulação da resposta imune. Os microrganismos intestinais ajudam a proteger o corpo contra patógenos, ensinando o sistema imunológico a diferenciar entre "amigos" e "inimigos".

Saúde mental e comportamento

Estudos sugerem uma conexão entre o microbioma intestinal e o cérebro, frequentemente referida como o eixo intestino-cérebro. Alterações no microbioma podem influenciar o humor, a ansiedade e o comportamento, com pesquisas que indicam ligações entre a composição do microbioma e condições como depressão e autismo.

Prevenção de doenças

Um microbioma equilibrado pode reduzir o risco de várias doenças, incluindo doenças inflamatórias intestinais (como a doença de Crohn e colite ulcerativa), obesidade, diabetes tipo 2 e certos tipos de câncer. A diversidade do microbioma é frequentemente associada a um menor risco dessas condições.

Peso e metabolismo

O microbioma pode influenciar o peso corporal e a regulação do metabolismo, afetando a forma como o corpo armazena a gordura, como regula o açúcar no sangue e como responde à fome e à saciedade. Algumas bactérias são conhecidas por influenciar a eficiência da energia extraída dos alimentos, podendo contribuir para o ganho ou perda de peso.

O estudo do microbioma humano é um campo de pesquisa em rápido crescimento, com descobertas que ampliam constantemente nossa compreensão de como esses microrganismos afetam a saúde, a doença e a fisiologia humana em geral.

Em um mundo obcecado por filtros, cirurgias plásticas e cosméticos milagrosos, a verdadeira fonte da beleza pode parecer um mistério antigo, aguardando a redescoberta.

No entanto, o segredo para desvendar esse enigma da juventude e do esplendor não se encontra em frascos caros ou procedimentos invasivos, mas na harmonia e equilíbrio de um reino invisível que habita dentro e ao redor de nós. Para alcançar a beleza autêntica, duradoura e radiante, precisamos aprender a cultivar e nutrir nossos "bons bichinhos" — os microrganismos, que são os verdadeiros arquitetos da saúde, do bem-estar e, por extensão, da beleza.

Este é um chamado à revolução da beleza, em que probióticos e prebióticos se tornam tão essenciais quanto a água e o oxigênio. A pele, nosso maior órgão e a primeira defesa contra o mundo exterior, é um ecossistema complexo, habitado por bilhões de bactérias benéficas que protegem, hidratam e mantêm sua vitalidade. Quando esse delicado equilíbrio é perturbado, surgem problemas como acne, rosácea, melasma e eczema. Por sua vez, um microbioma saudável resulta em uma pele luminosa, firme e jovem.

Mas os benefícios vão além da pele. Nossa flora intestinal, um vasto universo de microrganismos, é a maestrina da saúde e da beleza, influenciando desde o metabolismo até o humor e a imunidade. Um microbioma intestinal equilibrado é sinônimo de um corpo saudável, uma mente clara e uma pele que irradia de dentro para fora.

A dieta desempenha um papel crucial, em que alimentos ricos em fibras, fermentados e diversificados, nutrem esses "bons bichinhos" e promovem a sua multiplicação, desencadeando uma série de benefícios que se manifestam na superfície.

Portanto, está claro que a beleza não é uma questão de mascarar imperfeições ou seguir as últimas tendências, mas de cuidar com carinho do universo microbiano que vive conosco. Cultivar "bons bichinhos", como costumo chamá-los, é um ato de amor-próprio que transcende a superficialidade, conectando-nos com a natureza e com a essência da vida.

Assim, fechamos este capítulo com uma mensagem poderosa: a chave para a beleza verdadeira não está em lutar contra a natureza, mas em viver em harmonia com ela, nutrindo os minúsculos aliados que, embora invisíveis, são os verdadeiros guardiões da nossa saúde e beleza.

VIMOS NESTE CAPÍTULO:

- **O papel das células na manutenção da juventude:**

  - As células são fundamentais para a renovação e manutenção da vitalidade do corpo;
  - A renovação celular contínua é crucial para manter a pele e os órgãos saudáveis.

- **Entendemos por que enferrujamos:**

  - A oxidação é um processo natural que pode danificar as células e acelerar o envelhecimento;
  - Radicais livres são moléculas instáveis que causam danos celulares, contribuindo para o envelhecimento;
  - A oxidação pode comprometer a função celular e levar a doenças crônicas.

- **O poder dos antioxidantes:**

  - Antioxidantes neutralizam os radicais livres, protegendo as células dos danos;
  - Frutas, vegetais e outros alimentos ricos em antioxidantes ajudam a manter a saúde;
  - Suplementos podem ser usados para garantir a ingestão adequada de antioxidantes (mas o ideal é consultar um especialista para customizar a suplementação de acordo com a real necessidade).

- **Dietas da longevidade, mitos e verdades:**

  - Avaliação crítica das dietas que prometem longevidade;
  - O que a ciência realmente diz sobre as dietas que prolongam a vida;
  - Desmistificação de crenças populares sobre dietas e longevidade.

- **A importância do microbioma intestinal:**

  - O microbioma intestinal é essencial para a digestão e a saúde imunológica;
  - Um microbioma saudável fortalece o sistema imunológico;
  - A saúde intestinal influencia diretamente a aparência da pele.

CAPÍTULO 3

DESAFIOS DA SAÚDE NO MUNDO MODERNO

NÃO ESTAR DOENTE NÃO É SINÔNIMO DE ESTAR SAUDÁVEL

As doenças que conhecemos pelos sintomas são, na verdade, o final de uma jornada silenciosa que começa nas células, muito antes de se tornarem evidentes a nossos olhos.

A visão tradicional da saúde, aquela que se contenta com a falta de sinais de enfermidades, não consegue captar a complexidade da vida que pulsa em cada célula do nosso corpo. Existe um mundo invisível de desequilíbrios e disfunções que, embora oculto, é o anúncio das doenças que em algum momento emergem à superfície. Compreender isso é abrir a porta para um novo entendimento sobre os desafios que enfrentamos na busca pela saúde do nosso tempo.

Em nosso tempo, marcado por um estilo de vida que pouco favorece o equilíbrio que vai da alimentação processada ao sedentarismo, do estresse aos poluentes, somos cercados por adversidades que, aos poucos, desestabilizam o equilíbrio de nossas células. Esses fatores, embora não perceptíveis de imediato, estão pouco a pouco criando o caminho para futuras doenças. O verdadeiro desafio, então, não é apenas enfrentar essas adversidades, mas percebê-las e atuar sobre elas antes que se manifestem de forma visível e problemática.

Diante deste cenário, a saúde integrativa surge como uma luz de esperança, um farol que guia para um estado de bem-estar verdadeiro e duradouro. Este enfoque nos ensina que cuidar da saúde é uma viagem que vai além da simples prevenção de doenças aparentes. Trata-se de uma vigilância constante, um cuidado profundo que alimenta e equilibra cada célula, nutrindo cada aspecto do nosso ser desde o mais fundamental.

DOENÇAS DO MUNDO MODERNO

Quero mostrar como é vital reconhecer a existência das doenças crônicas não transmissíveis — as DCNTs — e identificar quais são essas doenças. Ainda mais importante que identificá-las é compreender que, com o conhecimento certo, muitas dessas condições podem ser revertidas ou prevenidas antes que surjam.

Este capítulo, portanto, servirá como uma bússola que orientará você pelas paisagens dessas doenças, desde as mais comuns, como diabetes, doenças cardíacas, gastrite, SOP, obesidade, pressão alta, câncer e doenças respiratórias crônicas, até aquelas menos discutidas, mas igualmente impactantes.

A razão pela qual você precisa ter este conhecimento é simples e ao mesmo tempo poderosa: ele empodera! Saber que as DCNTs não são inevitáveis, mas influenciadas por nossas escolhas diárias, nos dá o controle sobre a nossa saúde. Compreender os fatores de risco, como desordens metabólicas e nutricionais, e como eles desempenham um papel crucial no desenvolvimento dessas doenças, abre a porta para uma vida bela, de bem-estar e longevidade.

Este conhecimento é a chave para desbloquear um futuro mais saudável. Ele não apenas permite que você identifique os sinais de alerta e os fatores de risco dessas condições, mas ainda fornece as ferramentas para agir preventivamente. Através de ajustes na alimentação, na atividade física e na atitude mental, complementados pela suplementação específica quando necessário, é possível direcionar sua trajetória de saúde para longe das DCNTs.

Lembre-se: o conhecimento sobre as DCNTs não é um fim, mas um meio — um meio que nos permite criar um escudo protetor para a saúde. Este é o momento de se empoderar com a informação, assumir a responsabilidade sobre seu bem-estar e escolher um caminho que conduza à saúde duradoura e à felicidade.

DESAFIOS DA SAÚDE NO MUNDO MODERNO

Doenças cardiovasculares

O coração, nosso incansável motor, pode sofrer com a:

1. Hipertensão (pressão alta): condição em que a pressão sanguínea nas artérias é persistentemente elevada, exigindo maior esforço do coração para bombear sangue.
2. Doença coronariana: caracterizada pelo estreitamento ou bloqueio das artérias coronárias, que pode levar à angina (dores pela diminuição do fluxo sanguíneo), ataques cardíacos e infartos.
3. Insuficiência cardíaca: condição em que o coração não consegue bombear sangue suficiente para atender às necessidades do corpo.
4. Acidente vascular cerebral (AVC ou derrame): ocorre quando o fluxo de sangue para uma parte do cérebro é interrompido, causando danos cerebrais.

É preciso força para as mitocôndrias, que estão sofrendo em conjunto. A suplementação com ômega-3, ácido alfa-lipoico, CoeQ10, magnésio e antioxidantes pode ser uma aliada.

Doenças de desordem lipídica

As desordens se refletem em um balanço energético negativo e uma alimentação rica em açúcares, carboidratos e gorduras trans. A chave está na moderação e na escolha por uma dieta balanceada, complementada com suplementos de ácido alfa-lipoico, probióticos e vitamina B3, que podem ajudar na manutenção de um fígado saudável e no controle do peso.

1. Esteatose hepática (fígado gorduroso): acúmulo de gordura nas células hepáticas, frequentemente associado ao consumo excessivo de frutose (não só suco de frutas), álcool ou à obesidade.
2. Obesidade: embora a obesidade seja caracterizada pelo acúmulo de gordura no tecido adiposo, também pode levar à esteatose em órgãos como o fígado e o coração.

A FONTE DA JUVENTUDE

Câncer

Grupo de doenças que envolve o crescimento celular anormal com potencial para se espalhar para outras partes do corpo. Existem mais de cem tipos de câncer, nomeados de acordo com o órgão ou tipo de célula em que há início.

A dieta é um dos influenciadores para a formação do câncer devido à qualidade daquilo que se come hoje em dia. Uma alimentação rica em antioxidantes, fibras e com baixo índice glicêmico pode reduzir o risco, com a suplementação de vitamina D, vitamina K2 MK7 e antioxidantes que atuam como coadjuvantes na prevenção.

Doenças respiratórias crônicas (DRC)

Essas doenças têm uma forte conexão com a inflamação crônica e nutrição. Dietas anti-inflamatórias, ricas em ômega-3 e antioxidantes, podem aliviar sintomas, com a vitamina C e o zinco sendo suplementos essenciais para a manutenção da saúde respiratória.

1. Asma: condição inflamatória crônica das vias aéreas que causa episódios recorrentes de sibilância (chiados no peito), falta de ar e tosse.
2. Doença pulmonar obstrutiva crônica (DPOC): um grupo de doenças pulmonares que bloqueiam o fluxo de ar e dificultam a respiração, incluindo enfisema e bronquite crônica.
3. Rinite/sinusite: inflamação da mucosa nasal, de modo a provocar irritação, inchaço e obstrução do nariz, o que dá origem à coriza e a uma série de espirros. O acúmulo do muco inflamatório nos seios da face (espaços preenchidos de ar localizados no interior dos ossos do crânio e face) leva à dor por compressão desses espaços.

Doenças neurodegenerativas

São caracterizadas pela degeneração progressiva e/ou morte de células nervosas, levando a problemas de ordem neurológica:

DESAFIOS DA SAÚDE NO MUNDO MODERNO

1. Parkinson: esta é uma doença neurodegenerativa progressiva que afeta principalmente o sistema motor do paciente, levando a sintomas como tremores em repouso, rigidez muscular, bradicinesia postural. É causada pela perda de células nervosas no cérebro que produzem dopamina.

2. Alzheimer: caracteriza-se pela deterioração da memória e da função cognitiva, sendo a forma mais comum de demência. O Alzheimer progride de uma leve perda de memória a uma incapacidade de manter uma conversa e responder ao ambiente. A doença é marcada pela formação de placas beta-amiloides e emaranhados neurofibrilares no cérebro.

3. Esclerose lateral amiotrófica (ELA): também conhecida como doença de Lou Gehrig, a ELA é uma condição neurodegenerativa fatal que afeta os neurônios motores no cérebro e a medula espinhal. Os pacientes com ELA experimentam uma perda progressiva da capacidade de se mover, falar, comer e, por fim, respirar, enquanto as funções cognitivas geralmente permanecem intactas.

O foco deve estar na importância de uma alimentação rica em nutrientes neuroprotetores, como ômega-3, a curcumina e os antioxidantes, que podem desacelerar a progressão dessas doenças.

Doenças renais crônicas (DRC)

Condição caracterizada pela perda gradual da função renal ao longo do tempo. Em estágios avançados, pode levar à necessidade de diálise ou transplante renal. Segue as de maior incidência:

1. Glomerulonefrite: um grupo de doenças que causam inflamação e danos aos glomérulos dos rins, as unidades de filtração.

2. Doença renal policística: uma condição genética caracterizada pela formação de cistos nos rins, que podem interferir na função renal ao longo do tempo.

3. Nefrite intersticial: uma condição em que os túbulos renais e o tecido ao redor deles se inflamam. Pode ser aguda ou crônica e é causada por uma variedade de fatores, incluindo reações a medicamentos.

4. Obstruções do trato urinário prolongadas: causadas por condições como cálculos renais, hiperplasia prostática benigna e alguns tipos de câncer. Essas obstruções podem levar à DRC devido ao dano renal prolongado.

A FONTE DA JUVENTUDE

A moderação em alimentos com oxalato de cálcio e a escolha certa por fontes vegetais de proteína, juntamente com a suplementação de ômega-3 e potássio, vitamina K2 MK7 (como um "GPS" para o cálcio, para colocá-lo no lugar certo), podem ajudar na preservação da função renal.

Doenças de desordens hormonais

Resultantes do mau funcionamento do sistema endócrino, que é responsável pela liberação de hormônios essenciais ao correto funcionamento do corpo, tais como:

1. Diabetes mellitus (tipo 2): é uma desordem metabólica caracterizada por níveis elevados de glicose no sangue, devido à resistência do corpo à insulina.
2. Hipotireoidismo: condição em que a glândula tireoide não produz hormônios tireoidianos suficientes, afetando o metabolismo.
3. Hipertireoidismo: o oposto do hipotireoidismo, esta condição é caracterizada pela produção excessiva de hormônios tireoidianos.
4. Síndrome do ovário policístico (SOP): desordem hormonal comum entre mulheres em idade reprodutiva, caracterizada por períodos menstruais irregulares, níveis elevados de hormônios masculinos e cistos nos ovários.
5. Mioma: tumores benignos que se formam no útero, variando em tamanho e causando sintomas como menstruações pesadas e dor pélvica. Acredita-se que hormônios e outros fatores de crescimento influenciem seu desenvolvimento.
6. Endometriose: condição em que o tecido semelhante ao do endométrio cresce fora do útero, causando dor menstrual intensa, dor pélvica crônica e potencialmente infertilidade. As causas exatas são desconhecidas, mas teorias incluem menstruação e transformação celular por alteração hormonal.
7. Doença de Cushing: causada pela exposição a altos níveis do hormônio cortisol, pode ser resultante do uso de medicamentos corticosteroides ou de tumores que aumentam a produção de cortisol.
8. Insuficiência adrenal (doença de Addison): condição rara em que as glândulas adrenais não produzem hormônios adrenais suficientes, incluindo cortisol e aldosterona.

A suplementação, nesses casos, é muito específica para cada condição, porque é preciso entender qual matéria-prima falta para a construção bioquímica.

DESAFIOS DA SAÚDE NO MUNDO MODERNO

Doenças de desordem gástrica

Essas doenças impactam significativamente a qualidade de vida. A seguir estão algumas das principais condições dessa desordem:

1. Doença do refluxo gastroesofágico (DRGE): caracteriza-se pelo retorno do conteúdo do estômago para o esôfago, causando sintomas como azia e regurgitação ácida. Pode levar a complicações mais sérias como esofagite.
2. Gastrite crônica: inflamação prolongada da mucosa do estômago, que pode ser causada por infecções (como a provocada pela bactéria *Helicobacter pylori*, que encontra um meio de vida no desequilíbrio estomacal) e pelo uso prolongado de anti-inflamatórios não esteroides (AINES). Pode levar a úlceras e ao aumento do risco de câncer gástrico.
3. Úlceras pépticas: feridas que se desenvolvem no revestimento do estômago (úlcera gástrica) ou no início do intestino delgado (úlcera duodenal), frequentemente devido ao uso de AINES.
4. Síndrome do intestino irritável (SII): distúrbio gastrointestinal funcional caracterizado por uma combinação de sintomas como dor abdominal, inchaço, constipação e/ou diarreia.
5. Gastroparesia: condição em que o esvaziamento do estômago é anormalmente lento, levando a sintomas como náuseas, vômitos, sensação de plenitude e distensão abdominal. É mais comum em pessoas com diabetes.

Essas condições variam em gravidade. O diagnóstico precoce e o manejo adequado com reposição de ácido clorídrico, enzimas digestivas, prebióticos e probióticos, quando necessários, podem controlar essas doenças e melhorar a qualidade de vida.

Doenças autoimunes

As doenças crônicas de desordem imunológica são condições em que o sistema imunológico do corpo reage de maneira inadequada, podendo atacar tecidos saudáveis, ter resposta insuficiente para proteger o corpo, ou ser hiperativo de maneira que cause danos ao corpo. A seguir estão algumas das principais doenças crônicas de desordem imunológica:

1. Lúpus eritematoso sistêmico (LES): doença autoimune crônica que pode afetar a pele, as articulações, os rins, o cérebro e outros órgãos. O sistema imunológico ataca os tecidos saudáveis, causando inflamação e dor.

2. Artrite reumatoide (AR): doença inflamatória crônica que geralmente afeta as pequenas articulações nas mãos e nos pés. O sistema imunológico ataca o revestimento das articulações, causando inchaço doloroso e, por fim, pode resultar em erosão óssea e deformidade da articulação.

3. Doença de Crohn: uma das principais formas de doença inflamatória intestinal (DII), que pode inflamar qualquer parte do trato gastrointestinal. Causa dor abdominal, diarreia severa, fadiga, perda de peso e desnutrição.

4. Colite ulcerativa: outra principal forma de DII, esta condição inflama o revestimento do intestino grosso (cólon) e reto. Causa diarreia abdominal.

5. Esclerose múltipla (EM): afeta o sistema nervoso central (cérebro e medula espinhal), levando à desmielinização dos neurônios. Isso resulta em uma ampla gama de sintomas que podem incluir fadiga, dificuldade de locomoção, problemas de visão e alterações cognitivas e de humor, variando significativamente de pessoa para pessoa.

6. Psoríase e Artrite psoriática: é uma doença de pele autoimune que acelera o ciclo de vida das células da pele, causando manchas vermelhas e escamosas na região. A artrite psoriática pode se desenvolver em pessoas com psoríase, causando inchaço e dor nas articulações.

7. Diabetes tipo 1: uma condição crônica em que o pâncreas produz pouca ou nenhuma insulina devido ao sistema imunológico atacar e destruir as células produtoras de insulina.

8. Doença celíaca: uma reação imune ao comer glúten, uma proteína encontrada no trigo, cevada e centeio, que danifica o revestimento de nutrientes.

9. Doença de Hashimoto (tireoidite de Hashimoto): condição em que o sistema imunológico ataca a tireoide, muitas vezes levando a uma insuficiência desse órgão (hipotireoidismo).

10. Síndrome de Sjögren: doença autoimune que ataca as glândulas responsáveis pela produção de lágrimas e saliva, causando boca e olhos secos, entre outros sintomas.

Essas condições requerem o manejo cuidadoso e, muitas vezes, tratamento ao longo da vida para controlar os sintomas, prevenir complicações e melhorar a qualidade de vida. Agir na causa, fisioterapia e mudanças no estilo de vida podem suprimir a atividade do sistema imunológico.

DESAFIOS DA SAÚDE NO MUNDO MODERNO

Diversos estudos apontam para a crescente prevalência dessas doenças e o consequente aumento dos custos para a saúde pública brasileira, destacando-se o trabalho de Ines Lessa. Em sua obra *O adulto brasileiro e as doenças da modernidade: epidemiologia das doenças crônicas não-transmissíveis,** Lessa oferece um texto fundamental para o campo do planejamento em saúde. A obra torna-se especialmente relevante no contexto atual, quando a medicina preventiva ganha notoriedade frente aos desafios impostos pelo envelhecimento populacional e os elevados custos associados à medicina curativa.

O que aprendemos até agora é que mesmo com milhares de nomes dados às milhares de combinações entre as desordens fisiológicas que levam a diferentes danos, TODAS essas desordens, intrinsecamente ligadas a nosso estilo de vida, revelam uma verdade poderosa: temos a capacidade de remodelar nosso bem-estar através de escolhas positivas, como aprimorar nossa dieta, elevar nossa atividade física e cortar hábitos que nos prejudicam.

Esperar a aparição dos sintomas para reagir pode significar a perda de uma oportunidade valiosa de cuidar de si mesmo. Engajar-se em uma alimentação rica e equilibrada, enriquecida com suplementos cuidadosamente selecionados, não é apenas uma estratégia de prevenção, mas também um meio efetivo de gerenciar e reverter muitas DCNTs.

Cada desequilíbrio nutricional e metabólico que enfrentamos carrega consigo uma promessa: a de que podemos transformar nossa saúde e vida para melhor, através de escolhas sábias e informadas. Este é o seu momento de brilhar, de tomar as rédeas da própria saúde e traçar um caminho de bem-estar duradouro.

Ao fechar este tema, deixo o convite para uma reflexão: o poder de mudar o futuro da nossa saúde está, em grande medida, em nossas mãos. Através do conhecimento, da prevenção e da ação consciente, podemos enfrentar os desafios da saúde no mundo moderno. Não se trata apenas de viver mais, mas também de viver melhor.

---

* LESSA, Ines. *The Brazilian and adult diseases of modernity: epidemiology of non-transmissible chronic diseases.* São Paulo: HUCITEC e ABRASCO, 1998. A monografia, disponível na Biblioteca responsável BR1782.1 sob a localização BR1782.1; 614.4, L622, é um recurso essencial catalogado pela CLAVES, FIOCRUZ, com o ID: cla-1569.

TEMOS COMPANHIA — OS PARASITAS

Já vimos os microrganismos que nos habitam, quando falei do microbioma intestinal. Mas nesta porção do livro sobre as doenças do mundo moderno, precisamos entender que esses seres nos habitam por inteiro, e desequilíbrios nesse ecossistema podem levar a doenças.

Desde o início até o fim da nossa jornada de vida, uma coisa é certa: nunca estamos sozinhos. Nosso corpo é um verdadeiro lar para uma infinidade de seres minúsculos, como bactérias, vírus, fungos e parasitas. Esses pequenos moradores, que se acomodam da pele até o fundo do nosso estômago, fazem muito mais do que apenas viver à nossa custa. Eles mexem com tudo, desde o modo como nos sentimos até as coisas que pensamos.

Nesta seção, daremos atenção aos parasitas, esses companheiros intrigantes que muitas vezes não recebem o crédito que merecem.

Falar em "parasita" pode trazer à mente ideias de doença e algum desconforto, mas a situação é bem mais complicada e interessante do que isso. Ao longo do tempo, os parasitas e seus hospedeiros desenvolveram um modo de convívio que pode ir do benefício mútuo até o prejuízo para um dos lados. Esses seres encontraram maneiras espertas de viverem juntos, muitas vezes sem causar grandes problemas e, em algumas situações, até ajudando o equilíbrio do nosso corpo.

O termo "parasita" inclui uma variedade enorme de organismos. Alguns, como certos tipos de bactérias e fungos, podem ser amigos ou inimigos, dependendo de como estão as coisas a seu redor. Outros, especialmente os protozoários e os vermes, são do tipo que vivem à custa dos outros, muitas vezes trazendo doenças.

Estar com esses microrganismos não é uma opção, e sim parte do que é estar vivo. Nosso corpo é um lugar aconchegante e cheio de recursos para eles, e em troca, muitos têm funções importantes, como nos ajudar a digerir alimentos ou nos proteger de invasores indesejados. No entanto, se esse equilíbrio delicado se desfaz — seja por dietas desequilibradas, uso excessivo de antibióticos, estresse crônico, ou exposição a toxinas ambientais —, o ambiente interno do nosso corpo sofre alterações que podem favorecer o crescimento exagerado de certos microrganismos prejudiciais, ao mesmo tempo que diminui a população daqueles que são benéficos.

Essa condição, conhecida como disbiose, pode levar a uma variedade de problemas de saúde, incluindo distúrbios digestivos, alergias, obesidade e até condições mais graves, como doenças inflamatórias intestinais e síndrome metabólica.

A resistência aos tratamentos antiparasitários é outra consequência preocupante dessa dinâmica. A utilização indiscriminada de medicamentos, muitas vezes sem diagnóstico preciso ou esquemas terapêuticos inadequados, contribui para o desenvolvimento da resistência por parte dos parasitas.

Ao explorar o mundo desses seres minúsculos que vivem em nós, encaramos os desafios que eles podem trazer, mas também aprendemos a valorizar as interações complexas que nos permitem viver juntos. Conhecê-los melhor nos ajuda a buscar um convívio mais equilibrado, promovendo uma saúde que respeita a diversidade da vida que pulsa dentro de nós.

Assim, convido você a pensar em como somos cheios de vida por todos os lados e como nossa saúde verdadeira vem de entender e respeitar essa convivência com tantos outros seres.

FAZENDO FAXINA — DESTOXIFICAÇÃO

Para alcançarmos a verdadeira saúde, temos uma tarefa importante e fundamental: fazer uma grande faxina interna. Antes mesmo de pensarmos em corrigir qualquer disfunção celular, precisamos dar uma olhada cuidadosa no espaço fluido dentro de nossas células — o citoplasma, que é tão vital para a nossa existência. Imagine que grande parte do nosso corpo é composta por água; mas e se essa água estiver suja e contaminada? É como tentar manter uma planta bonita e saudável regando-a com água impura.

O citoplasma é o palco onde acontece a magia da vida, onde as reações químicas vitais se desenrolam. Mas se ele está cheio de impurezas, nossas células não conseguem desempenhar suas funções da melhor maneira. Portanto, a faxina que precisamos fazer é interna e começa com a purificação da água que compõe quase tudo em nós.

Limpar o citoplasma significa renovar a essência daquilo que somos, permitindo que cada célula respire melhor, funcione melhor e, consequentemente, faça com que nos sintamos mais vivos e saudáveis.

Mas como fazemos essa faxina? Ela começa com o que colocamos dentro do nosso corpo — a qualidade da água que bebemos, os alimentos que escolhemos, o ar que respiramos. Tudo isso influencia diretamente a pureza do nosso ambiente celular.

A FONTE DA JUVENTUDE

Imagine que o corpo é um aquário. Se a água dentro dele estiver limpa e bem tratada, os peixes (ou seja, as células) vão nadar felizes, serão saudáveis e cheios de energia. Mas se a água estiver turva e poluída, os peixes irão sofrer e a beleza do aquário (nossa saúde) vai se perder. Portanto, fazer essa faxina interna é um ato de amor-próprio, um cuidado essencial para que possamos florescer em plenitude.

Assim, ao cuidarmos da água que compõe nosso ser, estamos, na verdade, cuidando de cada aspecto de nossa saúde. Não se trata apenas de remover toxinas físicas, mas também de purificar nossa vida de hábitos prejudiciais, pensamentos negativos e de tudo o que possa contaminar a nossa existência.

Ao fazer essa faxina, abrimos espaço para a saúde fluir, para a energia vital nos preencher e para a beleza de viver bem brilhar em cada célula do nosso ser. É um convite para vivermos de forma mais limpa, saudável e, consequentemente, mais feliz.

Estratégias de desintoxicação, destoxificação ou o popularmente chamado detox

As estratégias de desintoxicação são práticas que podem auxiliar a eliminar as impurezas e garantir que as células tenham um ambiente saudável para prosperar. Listei a seguir algumas dessas práticas.

1. Hidratação consciente: beber água de qualidade é o primeiro passo para limpar nosso interior. Mas não se trata apenas de beber muita água; é importante que ela seja pura e, se possível, enriquecida com minerais. A água alcalina, por exemplo, tem sido apontada como uma opção interessante por ajudar a equilibrar o pH do corpo.

2. Alimentação limpa: incluir na dieta alimentos ricos em antioxidantes e fibras pode ajudar a limpar o organismo. Frutas, verduras, legumes, grãos integrais e sementes são seus melhores amigos na desintoxicação. Alimentos orgânicos, livres de pesticidas, também são uma ótima escolha.

3. Jejum intermitente: esta técnica pode dar às células a pausa necessária para se limparem e repararem. O jejum intermitente não é apenas uma estratégia de perda de peso; também pode promover a autofagia, um processo de limpeza celular que ajuda a eliminar componentes celulares danificados.

DESAFIOS DA SAÚDE NO MUNDO MODERNO

4. Exercícios físicos: a atividade física regular aumenta a circulação do sangue e promove a transpiração, ajudando a eliminar as toxinas através do suor. Além disso, exercícios como ioga e tai chi podem melhorar a desintoxicação através do estímulo ao sistema linfático.

5. Saunas e banhos de detox: o calor da sauna pode estimular a transpiração profunda, ajudando a liberar toxinas acumuladas através da pele. Banhos de desintoxicação, com adição de sais Epsom ou bicarbonato de sódio, também podem contribuir para esse processo de limpeza.*

6. Terapias complementares: massagens linfáticas e drenagem linfática são técnicas que ajudam a estimular o sistema linfático, responsável por eliminar resíduos e toxinas do corpo. Outras práticas, como a acupuntura, também podem apoiar os processos naturais de desintoxicação do corpo.

7. Suplementos para quelação** de metais: os metais pesados, como mercúrio, chumbo, alumínio e arsênico, podem se acumular no organismo e causar diversas disfunções. Utilizar suplementos quelantes pode ser uma estratégia eficaz para ajudar o corpo a se livrar dessas substâncias. Substâncias como a clorela, a espirulina e o ácido alfa-lipoico têm propriedades quelantes e podem auxiliar na desintoxicação de metais pesados.

8. Escolha de utensílios de cozinha adequados: o material das panelas e utensílios de cozinha pode influenciar diretamente na pureza dos alimentos preparados. Panelas de alumínio e certos tipos de antiaderentes podem liberar substâncias tóxicas durante o cozimento. Optar por materiais como aço inoxidável, vidro, ferro fundido ou cerâmica pode ser uma escolha mais segura, evitando a contaminação dos alimentos com metais pesados ou outras toxinas.

9. O cuidado dos alimentos em contato com plásticos: o plástico pode liberar substâncias como o BPA (bisfenol A) e ftalatos, que são disruptores endócrinos que podem afetar negativamente a saúde. Evitar o uso de recipientes plásticos para armazenar ou aquecer alimentos é uma medida prudente. Prefira recipientes de vidro ou aço inoxidável para manter os alimentos seguros de contaminações químicas.

---

* Embora as saunas e banhos de detox sejam excelentes meios para promover a transpiração e auxiliar na eliminação de toxinas, é importante considerarmos a qualidade da água utilizada, especialmente em saunas úmidas. Com a crescente preocupação sobre a contaminação da água, optar por saunas secas pode ser uma alternativa mais segura, evitando o risco de absorver impurezas através da pele e da respiração.

** A quelação é um processo terapêutico baseado em evidências biológicas, utilizado para remover excesso ou quantidades tóxicas de certos metais ou minerais da corrente sanguínea.

A FONTE DA JUVENTUDE

Pequenos passos podem levar a grandes mudanças, especialmente quando falamos de cuidados com a saúde! A escolha correta e personalizada de suplementos, ter atenção ao modo como preparamos e guardamos os alimentos e a adoção de práticas de desintoxicação que fazem bem são atitudes que alimentam a saúde de maneira incrível. Imagine esse conjunto de atitudes como cuidar de um jardim — é o amor e a atenção aos detalhes que fazem tudo florescer.

Adicionar essas práticas ao dia a dia é como dançar uma música de que você gosta: comece com passos simples, sinta a melodia e deixe o corpo se adaptar ao ritmo. Aos poucos, você verá como é possível criar um espaço interno cheio de energia e vitalidade, onde cada célula do corpo vibra em harmonia, celebrando a saúde e a vida.

Lembre-se de que cuidar de si mesmo é uma jornada contínua, um convite para dançar na chuva, desfrutando de cada momento e celebrando as pequenas conquistas. A desintoxicação não é apenas uma ação, mas uma forma de viver plenamente, abraçando um estilo de vida que nutre, protege e revitaliza.

VIMOS NESTE CAPÍTULO:

- **Não estar doente não é sinônimo de estar saudável:**

  - Estar saudável vai além de não ter doenças; envolve o bem-estar geral;
  - A saúde deve ser vista de forma integral, considerando mente e corpo.

- **Doenças do mundo moderno:**

  - Doenças como diabetes, hipertensão e obesidade são comuns hoje em dia;
  - Sedentarismo, má alimentação e estresse são fatores de risco significativos.

- **Temos companhia — os parasitas:**

  - Parasitas como vermes e protozoários podem causar várias doenças;
  - Infecções parasitárias podem levar a sintomas como fadiga e problemas digestivos;
  - Higiene e tratamentos médicos são essenciais para prevenir e tratar parasitas.

- **Fazendo faxina — destoxificação:**

  - A desintoxicação ajuda a eliminar toxinas acumuladas no corpo;
  - Dietas detox, hidratação e exercícios são formas eficazes de desintoxicação;
  - Uma dieta detox pode melhorar a energia e a saúde geral.

CAPÍTULO 4

A METRÓPOLE CORPORAL: ARQUITETURA NUTRICIONAL E A SUPLEMENTAÇÃO INTELIGENTE

Neste capítulo, embarcaremos em uma jornada exploratória através da complexa e vibrante metrópole corporal, uma cidade interna meticulosamente projetada, onde cada rua, edifício e parque simboliza os componentes nutricionais essenciais que compõem o nosso ser. Nessa metrópole, os macronutrientes — proteínas, carboidratos e gorduras — formam a infraestrutura básica: as vias expressas, os prédios robustos e os sistemas de energia que mantêm a cidade pulsante e energizada.

No entanto, uma cidade não é feita apenas de grandes estruturas. Os detalhes — as praças, os jardins, as obras de arte e os sistemas de sinalização — são os micronutrientes: vitaminas e minerais essenciais que catalisam reações bioquímicas, fortalecem o sistema imunológico e mantêm o equilíbrio e a ordem na metrópole corporal. Esses componentes, embora necessários apenas em pequenas quantidades, são como a iluminação pública que guia os habitantes pela noite, os parques que purificam o ar e os sistemas de água que nutrem a vida em cada canto da cidade.

Em meio à complexidade dessa metrópole, a suplementação inteligente surge como um planejamento urbano avançado. Assim como um urbanista identifica

A FONTE DA JUVENTUDE

lacunas na infraestrutura de uma cidade e propõe soluções inovadoras — seja através da adição de um novo parque para melhorar a qualidade do ar ou de uma nova linha de metrô para facilitar o transporte — a suplementação é o processo de identificar e preencher as lacunas nutricionais na dieta. Ela é uma ferramenta estratégica, empregada com sabedoria, de acordo com as necessidades, a fim de garantir que todos os habitantes da metrópole corporal tenham acesso aos recursos de que necessitam para não apenas sobreviver, mas também para prosperar.

NOSSA USINA ENERGÉTICA — A MITOCÔNDRIA

Imagine a glicose como um precioso carregamento de matéria-prima que chega à porta de uma usina de energia. Essa usina, localizada no coração vibrante de uma cidade que nunca dorme — seu corpo —, é especializada em uma operação crucial: converter glicose em pura energia, mantendo a cidade iluminada, aquecida e em constante movimento. Essa usina, conhecida pelos cientistas como mitocôndria, é o centro de força de cada célula, o lugar onde a magia acontece.

Ao entrar na usina, a glicose, essa substância doce ou convertida a partir de salgados, é recebida por uma equipe de trabalhadores altamente eficientes — as enzimas — que imediatamente começam a processá-la. Essa primeira etapa é como descarregar o carregamento, preparando-o para ser transformado em algo ainda mais valioso. Através de uma série de reações químicas, a glicose é quebrada em pedaços menores, liberando um pouco de energia no processo inicial, um aperitivo do que está por vir.

Agora, com a glicose devidamente preparada, a usina inicia o trabalho principal. Oxigênio é trazido para o processo, combinando-se com os pedaços de glicose em uma operação espetacular que libera uma quantidade significativa de energia. Essa etapa pode ser comparada ao momento em que o combustível é queimado em uma usina de energia real, gerando eletricidade. No caso do nosso corpo, essa "eletricidade" é uma molécula conhecida como ATP (trifosfato de adenosina), a moeda energética universal que alimenta praticamente todas as atividades celulares.

A produção de ATP é como gerar uma corrente elétrica que vai iluminar as ruas, manter as máquinas funcionando e aquecer as casas da nossa metrópole corporal. Cada molécula de glicose transformada é como um raio de luz, garantindo que a vida na cidade possa florescer, desde as funções mais básicas, como respirar

A METRÓPOLE CORPORAL

e manter o coração batendo, até as mais complexas, como correr uma maratona ou resolver um problema difícil.

Mas o trabalho da usina não termina após a produção de energia. Assim como uma usina de energia real, a mitocôndria também tem subprodutos: dióxido de carbono e água, que são cuidadosamente tratados e liberados, garantindo que a cidade interna permaneça um ambiente limpo e saudável para se viver.

Essa usina de energia que temos dentro de nós, a mitocôndria, trabalha incansavelmente, assegurando que cada célula, cada rua e cada canto da nossa cidade interna estejam sempre vibrantes e cheios de vida. A glicose, com sua capacidade de se transformar em energia, é o recurso vital que mantém essa usina funcionando, um lembrete da maravilha da vida e da incrível eficiência do nosso corpo.

POR QUE COMEMOS? MACRO E MICRONUTRIENTES

Falando da nossa cidade interna, esse organismo complexo e pulsante que chamamos de corpo requer um fluxo constante de energia para manter suas inúmeras atividades.

MACRONUTRIENTES

Como vimos anteriormente, a glicose é uma das principais fontes dessa energia, mas ela pode chegar até nós de maneiras diversas, através dos três macronutrientes essenciais: carboidratos, proteínas e gorduras. Cada um desses macronutrientes desempenha um papel único na alimentação da nossa usina de energia interna, garantindo que a cidade tenha tudo de que precisa para prosperar.

Carboidratos: a via expressa para a produção de glicose

Quando consumimos carboidratos, seja na forma de um doce, pedaço de fruta ou uma porção de macarrão, estamos fornecendo a nossa usina o seu combustível preferido. Os carboidratos são RAPIDAMENTE quebrados em glicose durante a digestão, prontos para serem utilizados pela mitocôndria. Pode-se dizer que os

A FONTE DA JUVENTUDE

carboidratos são como a energia solar para a nossa cidade interna — uma fonte abundante e facilmente acessível de poder.

Ao refinar a nossa compreensão sobre como a glicose, derivada dos carboidratos, alimenta a vibrante cidade interna que é o corpo, é importante esclarecer um ponto crucial. Ao consumirmos carboidratos simples, que são rapidamente quebrados em glicose e liberados na corrente sanguínea, não estamos fazendo com que toda a energia produzida seja imediatamente consumida pelas atividades da cidade. Na verdade, após esse pico de energia inicial, quando os níveis de glicose no sangue caem, o que sentimos não é tanto a falta total de energia, mas uma redução na disponibilidade de energia fácil, o que nos leva a sentir cansaço e uma nova onda de fome.

Esse cenário é semelhante a uma cidade que, após um breve período de iluminação intensa devido a um suprimento excessivo de energia, não fica completamente na escuridão (ou sem energia). Em vez disso, o que acontece é uma redução na eficiência energética. A energia que foi rapidamente disponibilizada e não utilizada pelas necessidades imediatas da cidade não desaparece; é convertida e armazenada em forma de reservas, como se a cidade estivesse guardando combustível para o futuro. No contexto do corpo, essa energia é armazenada sob a forma de gordura.

Portanto, mesmo que sintamos uma queda de energia e um desejo renovado de comer, não é porque a energia foi totalmente consumida, mas porque o corpo prefere manter um nível constante de glicose disponível para uso imediato, e o sistema foi projetado para sinalizar a necessidade de mais combustível quando esses níveis caem. O excesso, entretanto, não é desperdiçado; é meticulosamente convertido e armazenado na forma de gordura, um processo eficiente do organismo para garantir que tenhamos reservas de energia para períodos de escassez.

Para manter a iluminação da nossa cidade interna de maneira estável e evitar o armazenamento excessivo de energia em forma de gordura, é aconselhável escolher carboidratos complexos, que são absorvidos mais lentamente, e combinar esses carboidratos com proteínas e gorduras saudáveis. Isso não só proporciona uma liberação mais gradual de glicose, como também ajuda a manter os níveis de energia mais estáveis ao longo do tempo, evitando picos e quedas acentuadas.

Essa abordagem equilibrada assegura que a cidade interna receba um suprimento constante de energia, sem necessidade de converter e armazenar excessos significativos, mantendo as ruas iluminadas, as máquinas funcionando e os habitantes da cidade em um estado de bem-estar e produtividade.

A METRÓPOLE CORPORAL

Ao compreender esse equilíbrio e como nosso corpo gerencia a energia dos alimentos que consumimos, podemos fazer escolhas alimentares mais bem informadas, que não só nos forneçam a energia necessária para o dia a dia, mas também ajudem a manter um peso saudável e evitar o acúmulo desnecessário de reservas de gordura. Isso nos permite gerir a nossa cidade interna com sabedoria, assegurando sua prosperidade e saúde em longo prazo.

Ainda explorando o território dos carboidratos na nossa metrópole corporal, deparamo-nos com as fibras, verdadeiras operárias da saúde e equilíbrio urbano, indispensáveis para a dinâmica e bem-estar da cidade.

Uma metrópole é mais do que suas construções e estradas; precisa de serviços essenciais para manter-se limpa e eficiente. Da mesma forma, nossa metrópole corporal se beneficia das fibras, um elemento-chave dos carboidratos, atuando como o sistema de manutenção vital para nossa saúde e bem-estar.

Os carboidratos são encontrados em uma variedade de alimentos deliciosos. Frutas como maçãs, bananas, laranjas, uvas e frutas vermelhas são excelentes opções para um lanche rápido e nutritivo. Entre os vegetais, batatas, milho, beterraba, cenoura e abóbora se destacam por seu conteúdo de carboidratos. Grãos integrais como arroz integral, aveia, quinoa, cevada e trigo integral são escolhas perfeitas para refeições completas e que saciam. As leguminosas, incluindo feijões, lentilhas, grão-de-bico, ervilhas e soja, são ricas em carboidratos e fornecem proteínas. Produtos de panificação, como pães integrais, massas integrais, cereais integrais e tortilhas de milho, são versáteis e podem ser incorporados em diversas refeições. Além disso, laticínios como leite, iogurte e queijo cottage também contêm carboidratos, assim como mel, açúcar e xarope de milho.

Fibras: as guardiãs da metrópole corporal

As fibras asseguram a saúde digestiva, agindo como equipes de limpeza que mantêm nosso sistema digestivo, as vias internas da metrópole, livres de bloqueios. As fibras insolúveis, em especial, ajudam a prevenir congestionamentos, facilitando o trânsito suave através do sistema.

Já as fibras solúveis regulam a absorção de nutrientes, e são semelhantes a semáforos que controlam o fluxo do tráfego, evitando oscilações energéticas que poderiam desestabilizar a metrópole.

A FONTE DA JUVENTUDE

Elas também nutrem a microbiota intestinal, como parques urbanos, que promovem a biodiversidade e melhoram a qualidade de vida, criando um ecossistema equilibrado essencial para a saúde da metrópole.

Por fim, as fibras reforçam a estrutura da nossa cidade interna, apoiando o transporte de nutrientes e a gestão de fluidos, essenciais para manter a cidade adaptável e resistente.

Portanto, as fibras são muito mais do que um componente dos carboidratos; são o suporte fundamental que mantêm a metrópole corporal funcionando em harmonia.

As fibras podem ser encontradas em frutas como maçãs, peras, framboesas e laranjas, que são ricas em fibras solúveis e insolúveis. Vegetais como brócolis, cenouras, batatas-doces e couve-de-bruxelas também são excelentes fontes de fibras. Grãos integrais, incluindo aveia, cevada, arroz integral e quinoa, fornecem uma boa quantidade de fibras para manter o sistema digestivo funcionando bem. Leguminosas, como feijões, lentilhas, grão-de-bico e ervilhas, são particularmente ricas em fibras, além de serem uma ótima fonte de proteínas. Nozes e sementes, como amêndoas, chia e linhaça, também contribuem significativamente para a ingestão de fibras.

As proteínas

Agora, mergulhemos no fascinante mundo das proteínas, esses robustos componentes que desempenham papéis cruciais em nossa cidade interna, muito além da capacidade de fornecer energia.

As proteínas são como os trabalhadores multifacetados da cidade, envolvidos em construções, reparos, comunicações e muitas outras funções essenciais que mantêm a cidade vibrante e funcionando em harmonia.

Imagine as proteínas como os blocos de construção de quase todas as estruturas na nossa metrópole corporal. Elas formam a base dos músculos, que são como os prédios e fábricas, permitindo que a cidade se mova e produza. Proteínas também atuam como enzimas, que são os trabalhadores especializados, responsáveis por realizar todas as reações químicas dentro da cidade, garantindo que tudo, desde a geração de energia até a digestão dos alimentos, ocorra sem problemas.

Além disso, as proteínas desempenham um papel fundamental na comunicação entre as diferentes partes da cidade. Elas funcionam como os sinais e

A METRÓPOLE CORPORAL

mensageiros, certificando-se de que as informações importantes sejam entregues rapidamente de uma parte da cidade para outra. Hormônios, por exemplo, são proteínas que regulam praticamente todos os processos no corpo, desde o crescimento até o metabolismo e a resposta ao estresse.

As proteínas também são como os guardas de segurança da cidade, protegendo-a contra invasores indesejados. Os anticorpos, um tipo especial de proteína, defendem o corpo contra vírus, bactérias e outros patógenos, garantindo que a cidade permaneça segura e saudável.

Dado o papel vital das proteínas em construir, manter e proteger a cidade, é fácil ver por que uma ingestão adequada de proteínas é essencial. No entanto, as proteínas têm uma característica única em comparação com os outros macronutrientes: elas contêm nitrogênio, um elemento que os carboidratos e as gorduras não possuem. Esse nitrogênio é crucial para a formação dos aminoácidos, os blocos de construção das proteínas.

Existem 20 aminoácidos diferentes que o corpo utiliza para construir suas próprias proteínas. Enquanto o corpo pode produzir alguns desses aminoácidos, existem nove que são considerados essenciais, o que significa que devem ser obtidos através da dieta. Isso sublinha a importância de consumir uma variedade de fontes de proteínas, como carnes, peixes, ovos, laticínios, legumes e nozes, para garantir que todos os aminoácidos essenciais estejam presentes, permitindo que a cidade interna prospere.

Ao contrário dos carboidratos, as proteínas não são normalmente a primeira escolha do corpo para energia. No entanto, em situações em que a energia de outras fontes está escassa, o corpo pode converter proteínas em glicose, um processo conhecido como gliconeogênese. Isso é como desmontar algumas estruturas da cidade para fornecer energia de emergência, uma estratégia que só é utilizada em tempos de necessidade, pois preferimos preservar nossos prédios e trabalhadores para suas funções originais.

A ingestão adequada de proteínas é, portanto, essencial não apenas para fornecer os blocos de construção necessários para a manutenção e crescimento da cidade interna, mas também para garantir que todas as suas funções críticas sejam realizadas de forma eficaz. Uma dieta rica e equilibrada em proteínas assegura que a cidade tenha tudo de que precisa para se manter forte, resiliente e próspera.

As proteínas podem ser encontradas em uma variedade de alimentos nutritivos. Carnes magras como frango, peru e cortes magros de carne bovina são excelentes fontes de proteínas de alta qualidade. Peixes como salmão, atum e sardinha não só fornecem proteínas, mas também ácidos graxos e ômega-3 benéficos. Ovos e laticínios como leite, iogurte e queijo são opções versáteis e ricas em proteínas. Leguminosas, incluindo feijões, lentilhas, grão-de-bico e ervilhas, são fontes vegetais de proteínas que também fornecem fibras. Nozes e sementes, como amêndoas, nozes e sementes de abóbora, são lanches ricos em proteínas e gorduras saudáveis. Não podemos nos esquecer das proteínas vegetais encontradas em tofu e tempeh, que são ótimas alternativas para vegetarianos e veganos.

As gorduras

As gorduras são como o petróleo bruto: uma fonte densa e potente de energia que pode ser armazenada e utilizada quando necessário. Quando consumimos gorduras, elas são quebradas em ácidos graxos e glicerol; o glicerol pode ser transformado em glicose, enquanto os ácidos graxos são convertidos em corpos cetônicos, outra fonte de energia que a mitocôndria pode utilizar.

As gorduras fornecem uma reserva de longo prazo, garantindo que a cidade tenha energia suficiente para manter-se em funcionamento mesmo quando outras fontes estão baixas. Elas são como os geradores de emergência que entram em ação durante um apagão, garantindo que os serviços essenciais continuem operando.

Navegar pela complexa rede de ruas e avenidas de nossa cidade interna exige não apenas um bom planejamento, mas também os recursos certos. As gorduras, muitas vezes mal interpretadas, são, na verdade, essenciais para o funcionamento eficiente e saudável da metrópole corporal. Elas são como o combustível que mantém as luzes acesas, os carros em movimento e os parques vibrantes.

Vamos ilustrar essa importância com exemplos concretos, mostrando como diferentes tipos de gorduras agem como variados recursos energéticos e materiais de construção em nossa cidade interna.

Gorduras saturadas: o aço robusto

Pense nas gorduras saturadas como o aço usado nas estruturas de edifícios. Encontradas em alimentos como carne vermelha, manteiga e queijo, elas fornecem uma fonte de energia densa. Um exemplo real da sua importância é a sua contribuição para a integridade celular, atuando como componentes cruciais das membranas celulares. No entanto, assim como o uso excessivo de aço pode tornar um edifício rígido demais, o consumo excessivo de gorduras saturadas pode levar a problemas de saúde.

As gorduras saudáveis podem ser encontradas em alimentos como abacate, que é rico em gorduras monoinsaturadas benéficas para o coração. Nozes e sementes, incluindo amêndoas, nozes, chia e linhaça, fornecem uma combinação de gorduras monoinsaturadas e poli-insaturadas. Peixes gordurosos como salmão, atum e sardinha são excelentes fontes de ácidos graxos e ômega-3, que são importantes para a saúde cerebral e cardiovascular. Óleos vegetais, como azeite de oliva e óleo de canola, são opções saudáveis para cozinhar e temperar saladas. Laticínios integrais, como queijo e iogurte, também contêm gorduras que podem ser benéficas quando consumidas com moderação.

Gorduras trans: os plásticos não biodegradáveis

As gorduras trans são como os plásticos não biodegradáveis que poluem nossa cidade. Presentes em muitos alimentos industrializados e *fast-foods*, elas podem obstruir nossas "ruas" (artérias), dificultando o fluxo do "tráfego" (sangue). Um exemplo do impacto negativo das gorduras trans é o aumento do LDL (colesterol "ruim"), que contribui para a formação de placas nas artérias, aumentando o risco de ataques cardíacos.

Gorduras monoinsaturadas: os parques verdes

As gorduras monoinsaturadas são como os parques e espaços verdes da cidade, promovendo saúde e bem-estar. Abundantes em azeite de oliva, abacates e amêndoas, elas ajudam a melhorar o perfil lipídico, reduzindo o LDL e aumentando o HDL (colesterol "bom"). Um exemplo prático disso está na dieta mediterrânea, rica em gorduras monoinsaturadas, associada a uma menor incidência de doenças cardíacas e melhor saúde cardiovascular.

A FONTE DA JUVENTUDE

Gorduras poli-insaturadas: as usinas de energia renovável

Finalmente, as gorduras poli-insaturadas, incluindo ômega-3 e ômega-6, são as usinas de energia renovável da cidade. Encontradas em peixes como salmão, sementes de linhaça e nozes, elas são cruciais para funções cerebrais e a manutenção de uma pele saudável. Um exemplo do seu benefício é a capacidade do ômega-3 de reduzir a inflamação no corpo e promover a saúde do coração, agindo como uma fonte de energia limpa e sustentável para nossos sistemas corporais.

A gordura corporal: manutenção dos reservatórios de energia

A gordura corporal acumulada, por sua vez, reflete o equilíbrio entre a energia que consumimos e a energia que gastamos. Embora seja essencial ter reservas de energia, o excesso pode sobrecarregar a cidade, como um reservatório superlotado. Portanto, é crucial gerenciar o consumo de gorduras, equilibrando a entrada com a saída de energia, para manter a cidade interna funcionando em harmonia.

Cada um desses macronutrientes contribui de maneira única para o fornecimento de energia, garantindo que nossa cidade interna tenha um suprimento constante de combustível para todas as necessidades. Fazer uma dieta equilibrada, rica em carboidratos, proteínas e gorduras, é como garantir que a usina tenha uma mistura diversificada de fontes de energia, pronta para enfrentar qualquer desafio. Isso não apenas mantém a cidade funcionando de forma eficiente, mas também assegura que todos os seus habitantes — cada célula do corpo — tenham tudo de que precisam para prosperar.

MICRONUTRIENTES

Seguindo o contexto da complexa metrópole corporal, cada micronutriente desempenha um papel essencial, fundamentado em evidências científicas e mecanismos bioquímicos precisos, que sustentam a saúde e o bem-estar do organismo. As vitaminas atuam como os engenheiros, arquitetos e trabalhadores essenciais e os minerais são os materiais de construção e manutenção, que mantêm a cidade funcionando de maneira eficiente e harmoniosa.

A METRÓPOLE CORPORAL

As vitaminas

Vitamina A: essencial para a saúde ocular e a manutenção das barreiras epiteliais, a vitamina A atua como um fator de transcrição, regulando a expressão gênica e apoiando o sistema imunológico.

Vitaminas do complexo B:

B1 (Tiamina): crucial no metabolismo dos carboidratos, atuando como coenzima no ciclo de Krebs, fundamental para a produção de ATP.

B2 (Riboflavina): participa das reações de oxidação-redução no metabolismo energético e é essencial para a produção de energia celular.

B3 (Niacina): componente de coenzimas NAD e NADP, desempenha papel central nas reações de transferência de elétrons.

B5 (Ácido pantotênico): fundamental na síntese e metabolismo de proteínas, gorduras e carboidratos.

B6 (Piridoxina): essencial no metabolismo de aminoácidos e neurotransmissores, influenciando a função cerebral e o desenvolvimento.

B7 (Biotina): participa do metabolismo de ácidos graxos e aminoácidos, além de ser crucial na expressão gênica.

B9 (Ácido Fólico): vital na síntese de nucleotídeos e na formação de células sanguíneas, prevenindo alterações no DNA que podem levar ao câncer.

B12 (Cobalamina): necessária para a manutenção das células nervosas e para a formação de DNA, atuando na prevenção de anemias.

Vitamina C: antioxidante que protege contra o dano oxidativo, fundamental na síntese de colágeno, absorção de ferro e função imunológica.

Vitamina D: regula a absorção de cálcio e fósforo, essencial para a saúde óssea e a modulação do sistema imune.

Vitamina E: antioxidante lipossolúvel que protege as membranas celulares contra a oxidação, crucial para a saúde cardiovascular.

Vitamina K: fundamental na coagulação sanguínea e no metabolismo ósseo, atuando como cofator para a carboxilação de proteínas específicas.

Os minerais

Cálcio: vital na transmissão de sinais celulares, contração muscular e coagulação sanguínea, além de ser o principal constituinte dos ossos e dentes.

A FONTE DA JUVENTUDE

Ferro: componente essencial da hemoglobina e de várias enzimas, crucial para o transporte de oxigênio e a produção de energia.

Magnésio: cofator em mais de 300 reações enzimáticas, incluindo a síntese de proteínas, função muscular e nervosa e regulação da glicose.

Zinco: importante para a função imunológica, reparo do DNA, divisão celular e como cofator para numerosas enzimas.

Iodo: indispensável na síntese dos hormônios tireoidianos, regulando o metabolismo e o desenvolvimento neurológico.

Sódio e Potássio: essenciais na manutenção do potencial de membrana e no impulso nervoso, regulando o volume celular e a pressão arterial.

Selênio: contribui para a proteção antioxidante e é vital para a regulação da função tireoidiana e do sistema imunológico.

Cobre: necessário para a absorção e utilização do ferro, atua na formação de hemoglobina e na manutenção de vasos sanguíneos, nervos, sistema imune e ossos.

Manganês: atua como cofator para várias enzimas envolvidas no metabolismo dos aminoácidos, carboidratos e colesterol, além de ser importante na formação de tecido conjuntivo e ossos.

A meticulosa orquestração desses micronutrientes dentro da metrópole corporal revela a complexidade e a precisão com que o corpo humano opera. A ingestão adequada desses nutrientes, através de uma dieta balanceada e suplementação personalizada é fundamental para manter a integridade estrutural e a funcionalidade dessa metrópole biológica, assegurando a saúde e o bem-estar do organismo.

NÃO EXISTE SUPLEMENTAÇÃO P, M E G

Não existe suplementação padrão. A ideia de uma suplementação única que sirva igualmente para todos é tão falha quanto tentar adequar um único tamanho de vestuário para toda a população. A complexidade de cada organismo exige uma abordagem personalizada para a suplementação, que leve em conta as necessidades nutricionais específicas, estilo de vida, genética, condições de saúde existentes e até o ambiente em que o indivíduo vive.

A METRÓPOLE CORPORAL

Variações bioquímicas individuais

Cada pessoa possui um conjunto único de características bioquímicas. Aspectos como o metabolismo, predisposições genéticas e condições de saúde preexistentes têm um impacto direto na necessidade de certos nutrientes. Por exemplo, alguém que raramente se expõe ao sol pode precisar de uma suplementação de vitamina D muito diferente de alguém que passa a maior parte do dia ao ar livre.

Interações entre nutrientes e medicamentos

A forma como os nutrientes interagem entre si e com medicamentos específicos é um aspecto crucial na personalização da suplementação. Altas doses de suplementos de cálcio, por exemplo, podem afetar a absorção de ferro, enquanto certos medicamentos podem reduzir os níveis de nutrientes essenciais no corpo, necessitando de ajustes na suplementação.

Diferentes fases da vida

As necessidades nutricionais variam de acordo com as diversas fases da vida. Desde a infância até a terceira idade, passando por fases específicas, como a gravidez e a lactação, as demandas por nutrientes como ácido fólico, ferro e cálcio se alteram significativamente.

Estilo de vida e atividade física

O estilo de vida e o nível de atividade física de uma pessoa influenciam diretamente nas necessidades nutricionais. Indivíduos com uma rotina de exercícios intensos podem precisar de mais proteínas, aminoácidos e minerais para a recuperação muscular do que aqueles com um estilo de vida sedentário.

A FONTE DA JUVENTUDE

Restrições alimentares e ambientais

Fatores ambientais, como a exposição a poluentes e toxinas, podem aumentar a necessidade de antioxidantes. Restrições alimentares, como o veganismo, exigem atenção para evitar deficiências de vitaminas B12, ferro e ácidos graxos ômega-3.

IMPLEMENTAÇÃO DA SUPLEMENTAÇÃO PERSONALIZADA E A LIMITAÇÃO DOS MULTIVITAMÍNICOS E FÓRMULAS PRONTAS

Uma consideração crucial na discussão sobre a suplementação personalizada é a eficácia e adequação dos multivitamínicos e fórmulas prontas disponíveis no mercado. Esses produtos, embora comercializados como soluções convenientes para a manutenção da saúde, possuem limitações significativas que devem ser reconhecidas.

Concentrações genéricas e subótimas

Os multivitamínicos e suplementos prontos são formulados para atender às Diretrizes de Ingestão Diária Recomendada (IDR), que visam prevenir deficiências nutricionais na população geral. No entanto, essas concentrações, muitas vezes, são estabelecidas em níveis mínimos para evitar toxicidade em uma ampla faixa da população. Isso significa que, embora possam fornecer quantidades suficientes para evitar deficiências agudas, com frequência não são adequados para atender às necessidades nutricionais individuais ou para proporcionar ótimos benefícios de saúde.

Desconsideração das necessidades individuais

Cada indivíduo possui um perfil nutricional único, influenciado por fatores genéticos, condições de saúde, estilo de vida, nível de atividade física e dieta. As fórmulas prontas, com suas doses padronizadas, falham em considerar essas variações individuais. Por exemplo, uma pessoa com uma deficiência específica de vitamina D devido à baixa exposição solar ou predisposição genética pode não obter a quantidade necessária de suplementação através de um multivitamínico padrão.

Investimento sem retorno proporcional

A utilização de multivitamínicos e fórmulas prontas sem considerar as necessidades individuais pode resultar em um investimento financeiro sem um retorno proporcional em termos de saúde e bem-estar. Embora possam parecer uma solução econômica e conveniente, esses produtos podem não fornecer todos os nutrientes necessários nas quantidades adequadas, levando a um gasto contínuo sem alcançar os resultados desejados.

A importância da avaliação e suplementação personalizada

Para garantir que a suplementação seja efetiva, é essencial uma avaliação detalhada e realizada por profissionais de saúde qualificados. Essa avaliação deve levar em conta exames laboratoriais específicos, análise de hábitos alimentares, estilo de vida, condições de saúde existentes e, quando possível, avaliações genéticas. Com base nessas informações, um plano de suplementação personalizado pode ser elaborado, ajustando as dosagens e combinando nutrientes de maneira a atender às necessidades específicas do indivíduo.

A suplementação personalizada não apenas assegura a ingestão adequada de nutrientes conforme as necessidades individuais, mas também representa um investimento mais eficiente em saúde em longo prazo. Em vez de adotar uma abordagem genérica, a personalização permite que cada pessoa receba exatamente o que precisa para otimizar a saúde e o bem-estar, evitando gastos desnecessários com produtos que não atendem as suas demandas específicas.

A personalização na suplementação é fundamental para maximizar os benefícios à saúde, garantindo que cada indivíduo receba exatamente o que precisa, mantendo o organismo funcionando de maneira otimizada para promover saúde e prevenir doenças.

TIPOS DE EXAMES E TESTES GENÉTICOS

Exames de sangue: a ilusão dos valores de referência em exames de sangue

É importante que o leitor compreenda o equívoco comum na interpretação dos exames de sangue, que é a confiança excessiva nos valores de referência como indicadores de uma vida saudável. Os valores de referência, embora úteis, não devem ser vistos como um atestado irrefutável de saúde ou de doença. Há dois pontos principais que sustentam esta afirmação: a origem dos dados que fundamentam esses valores e a precisão das análises laboratoriais.

Em primeiro lugar, é importante entender como são estabelecidos os valores de referência. Tradicionalmente, eles derivam de uma população "normativa", supostamente saudável. No entanto, um viés significativo compromete essa suposição: a maioria desses dados provém de indivíduos que realizam exames de sangue por suspeitar de alguma condição de saúde adversa. Assim, paradoxalmente, os valores de referência são frequentemente baseados em amostras de pessoas que não estão em plena saúde, o que pode levar a uma distorção na percepção do que seria considerado um resultado "normal", podendo mascarar condições subclínicas ou estados iniciais de doenças.

Além disso, a questão da fidelidade das análises laboratoriais merece atenção. Apesar dos avanços tecnológicos, nenhum teste é perfeito. A precisão das análises pode ser afetada por uma série de fatores, incluindo a qualidade dos reagentes, a calibração dos equipamentos, a técnica de coleta de amostras e até as variações biológicas individuais.

Os testes laboratoriais possuem uma margem de erro inerente, conhecida como variabilidade analítica. Ela pode influenciar significativamente os resultados, o que significa que um resultado dentro dos valores de referência não garante ausência de doença, assim como um resultado fora desses valores não confirma necessariamente uma condição patológica.

Diante dessas considerações, é fundamental adotar uma visão crítica dos valores de referência em exames de sangue. A saúde é multifatorial e não pode ser plenamente assegurada ou descartada com base em um único parâmetro. É essencial avaliar os resultados dos exames em um contexto mais amplo, considerando o histórico clínico do paciente, sinais e sintomas e, quando necessário, a realização de exames complementares para uma interpretação mais precisa.

Portanto, embora os exames de sangue sejam ferramentas valiosas no diagnóstico e monitoramento de condições de saúde, a interpretação dos resultados deve ser feita com cautela.

Os valores de referência são apenas um guia, não um veredito. Uma abordagem integral, que considere o bem-estar geral do indivíduo, é indispensável para uma avaliação de saúde.

Exames de imagem: a complexidade dos exames de imagem na detecção precoce de doenças

Os exames de imagem representam um avanço significativo na medicina moderna, oferecendo recursos poderosos para o diagnóstico de diversas condições. No entanto, é crucial compreender suas limitações e implicações. Apesar de sua capacidade de detectar indícios de doenças, esses exames não funcionam como medidas preventivas propriamente ditas. Por isso, é necessário avaliar com cuidado a necessidade de sua realização, bem como os potenciais riscos e desconfortos que podem acarretar.

Os exames de imagem, incluindo ultrassonografias, mamografias, ressonâncias magnéticas, tomografias computadorizadas, laparoscopias e colonoscopias, são frequentemente percebidos como ferramentas preventivas. No entanto, a principal função desses exames é identificar ou confirmar a presença de uma doença já existente, e não necessariamente prevenir o desenvolvimento dela.

A eficácia desses exames na detecção precoce varia significativamente entre os tipos de câncer e outras doenças, e sua capacidade de influenciar os desfechos de saúde depende de vários fatores, como a natureza da doença e o momento da intervenção.

Os exames de imagem não estão isentos de riscos e desconfortos. A exposição à radiação em procedimentos como RX, mamografias e tomografias computadorizadas, por exemplo, pode, paradoxalmente, aumentar o risco de desenvolvimento de câncer ao longo da vida, especialmente se realizados com frequência. Além disso, o desconforto físico e psicológico, como o experimentado durante mamografias e ressonâncias magnéticas, bem como o uso de contrastes iodados que podem provocar reações adversas, são aspectos que necessitam de consideração.

A FONTE DA JUVENTUDE

Em especial, procedimentos invasivos, como a colonoscopia, carregam riscos adicionais, incluindo a possibilidade de perfuração do cólon. Da mesma forma, a biópsia, essencial para confirmar a presença de células cancerígenas, pode não ser conclusiva se as amostras não capturarem as células afetadas, levando a falsos negativos.

Diante do exposto, a decisão de realizar um exame de imagem deve ser tomada com base em uma avaliação criteriosa da relação risco-benefício, considerando o histórico clínico do paciente, fatores de risco individuais e as diretrizes clínicas atuais. A comunicação transparente entre médicos e pacientes sobre os potenciais benefícios e riscos associados a esses exames é fundamental para tomadas conscientes de decisão.

Com isso, fica claro que os exames de imagem são ferramentas diagnósticas valiosas, mas não substituem estratégias de prevenção de doenças. A utilização deles deve ser judiciosa, levando em conta os potenciais riscos e desconfortos, além da real necessidade clínica.

A medicina preventiva, focada no estilo de vida saudável e no monitoramento regular da saúde, continua sendo a abordagem mais eficaz para reduzir o risco de desenvolvimento de doenças crônicas e melhorar os desfechos de saúde em longo prazo.

Exames de urina e saliva: precisão, erros e diferenças em relação aos exames de sangue

Os avanços na medicina diagnóstica têm ampliado o uso de diferentes tipos de amostras biológicas para avaliar a saúde do paciente. Entre eles, os exames de urina e saliva ganham destaque por oferecerem métodos não invasivos para a detecção de condições de saúde. Embora compartilhem algumas das possibilidades de erros inerentes aos exames de sangue, como a precisão nas análises e a manipulação das amostras, eles se distinguem pela natureza das substâncias que podem detectar e pelo que essas substâncias revelam sobre a atividade celular no corpo.

Assim como os exames de sangue, os testes de urina e saliva estão sujeitos a erros de coleta, armazenamento e análise. A contaminação das amostras, as condições inadequadas de armazenamento e os erros humanos durante a análise podem afetar a precisão dos resultados.

A METRÓPOLE CORPORAL

Mas a principal vantagem dos exames de urina e saliva reside na capacidade de detectar substâncias que refletem a atividade celular atual no organismo. Diferentemente do sangue, em que substâncias podem estar presentes, mas não necessariamente ativas, a urina e a saliva costumam conter metabólitos (produto do metabolismo de uma molécula ou substância) e marcadores que indicam processos biológicos em andamento.

Por exemplo, a presença de certos hormônios ou metabólitos na urina pode indicar a resposta do corpo a condições de estresse, infecções ou doenças crônicas. Da mesma forma, a análise da saliva pode revelar níveis de cortisol relacionados ao estresse, marcadores inflamatórios, hormônios em geral e até traços de certas doenças infecciosas, refletindo mais diretamente a atividade biológica do que as amostras de sangue.

A capacidade de refletir a atividade celular atual torna os exames de urina e saliva particularmente valiosos para o monitoramento de condições de saúde e a resposta ao tratamento. Eles podem fornecer percepções em tempo real sobre a eficácia de intervenções terapêuticas, permitindo ajustes mais rápidos e direcionados no manejo da doença.

No entanto, é importante reconhecer que, assim como os exames de sangue, testes de urina e saliva não são infalíveis. Os resultados devem ser interpretados no contexto de outros exames diagnósticos e avaliações clínicas. A integração de dados provenientes de diferentes tipos de testes oferece uma compreensão mais abrangente da saúde do paciente, facilitando um diagnóstico preciso e a elaboração de um plano de tratamento eficaz.

Exames de fezes

É fundamental destacar as dificuldades encontradas nos exames de fezes para a detecção de parasitas. A expectativa de que um único exame de fezes seja suficiente para identificar uma infecção parasitária é um equívoco comum. Na realidade, a detecção de parasitas, especialmente através de ovos nas fezes, pode ser extremamente desafiadora devido a vários fatores intrínsecos ao ciclo de vida e às características biológicas dos parasitas.

Em primeiro lugar, muitos parasitas não liberam ovos ou formas larvais de maneira contínua. A liberação intermitente de ovos significa que, mesmo que o hospedeiro esteja infectado, as fezes coletadas em um determinado dia podem não

A FONTE DA JUVENTUDE

conter os ovos. Além disso, a quantidade de amostra coletada e a distribuição heterogênea dos ovos nas fezes podem variar bastante, afetando o resultado do exame. Em algumas amostras, os ovos podem ser abundantes, enquanto em outras, podem ser escassos ou até ausentes, dependendo das condições de coleta.

A sensibilidade do exame de fezes também é influenciada pelas técnicas utilizadas, com métodos como a concentração por flutuação ou sedimentação, aumentando a chance de detecção. Contudo, mesmo essas técnicas avançadas têm limitações e podem falhar na identificação de infecções de baixa intensidade.

A grande variedade de parasitas, cada um com seus próprios mecanismos de evasão imunológica e ciclos de vida, adiciona outra camada de complexidade à detecção. Alguns parasitas se alojam em locais específicos do corpo, onde a liberação de ovos para o trato gastrointestinal ocorre com menos frequência ou em menor quantidade.

Para contornar essas dificuldades, é preciso realizar com frequência múltiplos exames de fezes, coletados em dias diferentes, aumentando assim a probabilidade de detecção dos parasitas.

Portanto, entender a complexidade envolvida nos exames de fezes para a detecção de parasitas é essencial para interpretar corretamente os resultados, sejam eles negativos na presença de sintomas persistentes ou a necessidade de realizar múltiplos testes para confirmar um diagnóstico. Este conhecimento é fundamental para desmistificar os processos de diagnóstico e melhorar a precisão e eficácia do tratamento de infecções parasitárias.

Testes genéticos

Os testes genéticos representam uma fronteira na medicina personalizada, uma ferramenta revolucionária que oferece percepções sobre a predisposição genética para diversas condições, assim como respostas metabólicas a nutrientes e medicamentos.

1. Testes de predisposição genética: identificam variações genéticas que podem aumentar o câncer, doenças cardíacas e diabetes.
2. Testes farmacogenômicos: analisam variantes genéticas que afetam a resposta do corpo a medicamentos, orientando a escolha e dosagem de tratamentos para maximizar eficácia e minimizar efeitos colaterais.

66

A METRÓPOLE CORPORAL

3. Testes nutrigenéticos: exploram como as variações genéticas influenciam a resposta do corpo a nutrientes. Podem revelar como o corpo metaboliza vitaminas e minerais, ajudando a personalizar a suplementação nutricional para otimizar a saúde.
4. Testes alimentares: são projetados para ajudar a identificar como o corpo reage a certos alimentos, podendo revelar alergias, intolerâncias ou sensibilidades alimentares. Esses testes variam em método e propósito.
5. Testes de ancestralidade genética: embora não sejam diretamente relacionados à saúde, esses testes podem fornecer informações sobre a origem geográfica dos antepassados, que, em alguns casos, pode estar ligada a predisposições genéticas específicas.

Cada um desses testes oferece peças do complexo quebra-cabeça da saúde individual. A combinação de exames laboratoriais, de imagem e testes genéticos permite uma compreensão abrangente do estado de saúde, predisposições e necessidades nutricionais únicas, conduzindo a uma abordagem verdadeiramente personalizada da suplementação e do cuidado com a saúde.

A implementação desses testes deve sempre ser orientada por profissionais de saúde, que podem interpretar os resultados à luz do histórico de sintomas completo do indivíduo, estilo de vida e objetivos de saúde, garantindo uma aplicação segura e eficaz das informações obtidas para promover o bem-estar e a prevenção de doenças.

VIMOS NESTE CAPÍTULO:

- **Nossa usina energética — a mitocôndria:**

  - Mitocôndrias são responsáveis pela produção de energia nas células;
  - Nutrientes específicos e exercícios podem melhorar a função mitocondrial.

- **Por que comemos? Macro e micronutrientes:**

  - Macronutrientes fornecem energia e são essenciais para funções corporais;
  - Micronutrientes são necessários para processos bioquímicos e saúde geral;
  - Alimentos como frutas, vegetais, carnes e grãos são fontes ricas desses nutrientes.

- **Não existe suplementação P, M e G:**

  - Suplementação deve ser adaptada às necessidades individuais;
  - Suplementos genéricos podem não atender às necessidades específicas de cada pessoa.

- **Implementação da suplementação personalizada e a limitação dos multi-vitamínicos e fórmulas prontas:**

  - Suplementos personalizados são mais eficazes e seguros;
  - Avaliação nutricional e exames podem ajudar a criar um plano eficaz;
  - Suplementos personalizados são superiores em atender às necessidades específicas.

CAPÍTULO 5

CUIDADOS COM A PELE DE DENTRO PARA FORA

A PELE COMO ESPELHO DA SAÚDE

Ter uma pele bonita exige mais do que apenas passar cremes e fazer tratamentoss; exige também cuidarmos de nós mesmos por dentro.

Neste capítulo, vamos falar sobre como uma boa alimentação e um estilo de vida saudável podem fazer maravilhas pela pele. Vamos descobrir juntos que a pele, mais do que qualquer coisa, mostra como estamos por dentro. Se estamos felizes e saudáveis, nossa pele tende a refletir isso, brilhando de um jeito todo especial.

Vamos explorar como pequenas mudanças na nossa rotina e dieta podem não apenas nos fazer sentir melhor, mas também nos fazer parecer melhor. Quero que entenda que cuidar da pele começa muito antes de aplicarmos qualquer produto nela; começa com o cuidado que temos com o corpo e a mente.

Problemas como desidratação, deficiências nutricionais, intoxicações e doenças irão se manifestar através da pele, seja por meio de secura, erupções cutâneas ou mudanças na cor, manchas e outras condições dermatológicas, como acne, melasma, psoríase e vitiligo.

A FONTE DA JUVENTUDE

O conceito de "intoxicação" é um campo de estudo fascinante que destaca a interconexão entre saúde ambiental, nutrição, estresse, saúde imunológica e cuidados com a pele. A "intoxicação" pode não ser a causa direta dessas condições, mas pode atuar como um fator agravante ou desencadeante, influenciando tanto a manifestação quanto a gravidade dessas doenças de pele.

A seguir, vamos explorar algumas doenças dermatológicas, abordando individualmente cada condição e destacando os fatores de "gatilho" para que se manifestem.

1. Acne: é influenciada por fatores como hormônios, genética, dieta e estresse. A "intoxicação" pode vir de uma dieta rica em alimentos processados e açúcares, exacerbando a inflamação e produção de sebo, contribuindo para o desenvolvimento da acne. Toxinas ambientais, como poluição, podem entupir os poros e aumentar a inflamação, enquanto o estresse pode agravar a acne ao desequilibrar hormônios e o sistema imunológico.

2. Melasma: caracterizado por manchas de hiperpigmentação, é influenciado por fatores hormonais, inflamação intestinal e exposição solar. Produtos químicos nocivos em certos cosméticos e protetores solares podem piorar a pigmentação. Desequilíbrios hormonais, potencialmente causados por estresse ou dieta inadequada, sugerem o papel da "intoxicação" interna na manifestação do melasma.

3. Psoríase: uma doença autoimune com pele inflamada e escamosa, pode ser agravada por poluentes e toxinas ambientais que aumentam a inflamação sistêmica. Dietas inflamatórias e estresse também podem desencadear ou agravar surtos, agindo como "intoxicações" internas que perturbam o equilíbrio imunológico e inflamatório.

4. Vitiligo: perda de pigmentação da pele que pode ser influenciada por estresse oxidativo e fatores autoimunes. Toxinas ambientais que contribuem para o estresse oxidativo podem danificar melanócitos ou alterar a resposta imune, afetando a pigmentação. Dietas pobres em antioxidantes e desequilíbrios do microbioma intestinal podem agir como gatilhos, agravando o vitiligo.

5. Pele seca: muitas vezes resultante de falta de hidratação, pode ser agravada por "intoxicação" através da exposição a ambientes secos, uso excessivo de sabonetes agressivos e exposição a água quente, despojando a pele de seus óleos naturais. Além disso, uma dieta pobre em ácidos graxos essenciais e desidratação pode contribuir para a secura da pele e deterioração da barreira cutânea.

CUIDADOS COM A PELE DE DENTRO PARA FORA

6. Pigmentação senil: também conhecida como manchas de idade, é agravada pela exposição cumulativa ao sol ao longo dos anos e à exposição a poluentes, pode acelerar a pigmentação pelo aumento do estresse oxidativo na pele. A dieta e o estilo de vida, incluindo o consumo de antioxidantes, podem influenciar a saúde da pele e potencialmente retardar o aparecimento de pigmentação senil.

Estratégias comuns de mitigação

Para todas essas condições, estratégias comuns incluem a redução da exposição a toxinas ambientais, adoção de uma dieta anti-inflamatória rica em nutrientes, gerenciamento de estresse e cuidados específicos com a pele para manter sua integridade e função. Manter a pele hidratada, cuidados com a exposição excessiva ao sol e evitar produtos químicos agressivos são práticas essenciais. A saúde intestinal e hormonal também desempenha um papel crucial na saúde da pele, sugerindo a importância de uma abordagem sistêmica para o tratamento e prevenção dessas condições dermatológicas.

Ao considerar a "intoxicação" em suas várias formas, fica claro que melhorar a saúde da pele envolve não apenas tratamentos tópicos, mas também abordagens que promovam a saúde geral.

A JORNADA DA PELE

Camadas da pele

A pele é o maior órgão do corpo humano e é composta por três camadas principais, cada uma com funções específicas e estruturas únicas. Vamos explorar essas camadas em detalhes, entendendo como elas se relacionam e contribuem para a saúde e aparência da pele.

Epiderme: é a camada mais externa da pele e atua como uma barreira protetora contra agentes externos, tais como bactérias, vírus, poluição e radiação ultravioleta. É composta por células chamadas queratinócitos, que produzem queratina, uma proteína que ajuda a fortalecer essa barreira. A epiderme também é responsável pela pigmentação da pele, graças às células chamadas melanócitos, que produzem melanina. A renovação celular acontece na epiderme, com novas células sendo constantemente formadas na camada basal e subindo para a superfície, um processo que leva cerca de 28 dias.

Derme: localizada abaixo da epiderme, a derme é a camada intermediária da pele, sendo a mais espessa das três. É composta por uma densa rede de fibras de colágeno e elastina, que fornecem força, elasticidade e firmeza à pele. A derme abriga uma variedade de estruturas, incluindo folículos pilosos, glândulas sebáceas (que produzem óleo para hidratar a pele), glândulas sudoríparas (que ajudam a regular a temperatura do corpo) e vasos sanguíneos (que nutrem a pele). Esta camada é crucial para a cicatrização de feridas e a regeneração da pele, além de ser o local onde se formam as expressões faciais e se percebem sensações como dor e tato.

Hipoderme (ou tecido subcutâneo): a camada mais profunda da pele, a hipoderme, é composta principalmente por células adiposas (células de gordura) e fornece isolamento térmico e absorção de choques para o corpo. As células adiposas armazenam energia e ajudam a manter a temperatura corporal estável. A hipoderme também contém fibras de colágeno e elastina, embora em menor quantidade do que na derme, e é rica em vasos sanguíneos e nervos. Esta camada ajuda a ligar a pele aos músculos e ossos subjacentes, proporcionando suporte estrutural e proteção para as estruturas internas do corpo.

A interação entre essas três camadas é essencial para a saúde geral da pele. A epiderme protege contra o ambiente externo, a derme fornece estrutura e suporte e a hipoderme oferece isolamento e proteção. Juntas, elas trabalham harmoniosamente para manter a pele saudável, resiliente e capaz de desempenhar suas muitas funções vitais.

Vamos mergulhar em algumas curiosidades sobre a pele que destacam sua complexidade, importância e a incrível ciência que a sustenta.

A pele como um órgão dinâmico

A pele é considerada um órgão dinâmico, porque está constantemente em processo de renovação. A cada minuto, perdemos cerca de 30 a 40 mil células da pele. Isso significa que, em média, renovamos a pele por completo a cada 30 dias, aproximadamente.

CUIDADOS COM A PELE DE DENTRO PARA FORA

Variação de espessura

A espessura da pele varia significativamente em diferentes partes do corpo. A pele mais fina está nas pálpebras, medindo apenas 0,5 milímetros, enquanto a mais espessa está na sola dos pés e na palma das mãos, podendo chegar a 4 milímetros de espessura.

A pele como um sistema de regulação

A pele desempenha um papel crucial na regulação da temperatura do corpo. Através da transpiração e da dilatação dos vasos sanguíneos, ajuda a liberar o calor do corpo, mantendo a temperatura interna em um equilíbrio saudável.

Um órgão sensorial

Além de sua função de barreira, a pele é um órgão sensorial complexo. Está repleta de terminações nervosas que nos permitem sentir toque, pressão, dor e temperatura. Estima-se que uma polegada quadrada (aproximadamente 6,5 cm^2) de pele humana contenha cerca de 15 metros de vasos sanguíneos, 12 metros de nervos, 650 glândulas sudoríparas, 100 glândulas sebáceas, e mais de mil terminações nervosas.

Pigmentação e proteção

A melanina, o pigmento que dá cor à pele, cabelo e olhos, desempenha um papel fundamental na proteção contra os raios ultravioleta (UV) do sol. Pessoas com pele mais escura têm mais melanina, o que oferece maior proteção natural contra os efeitos nocivos do sol, incluindo o câncer de pele. No entanto, independentemente da quantidade de melanina, a proteção solar é essencial para todos.

A FONTE DA JUVENTUDE

Capacidade de cicatrização

A pele tem uma notável capacidade de cicatrização, graças ao processo de regeneração celular. Quando a pele é cortada ou danificada, o corpo inicia imediatamente um processo de reparo para fechar a ferida e substituir as células danificadas. Esse processo é tão eficiente que, em muitos casos, não deixa cicatrizes permanentes.

A pele e o microbioma

A superfície da pele é lar de bilhões de microrganismos, incluindo bactérias, vírus e fungos, conhecidos coletivamente como o microbioma da pele. Esses microrganismos desempenham um papel crucial na proteção contra patógenos[*] na regulação do sistema imunológico e na influência de nosso odor corporal.

O ciclo da pele ou ciclo de renovação da pele é um processo contínuo e dinâmico, fundamental para a saúde e a aparência da pele. Entender esse ciclo é fator essencial para se adotar cuidados eficazes, pois ele influencia desde a maneira como a pele responde a produtos e tratamentos até sua capacidade de reparar e rejuvenescer.

Fase 1: nascimento

O ciclo da pele começa nas camadas mais profundas da epiderme, especificamente na camada basal, onde as células da pele são geradas. Essas células, conhecidas como queratinócitos, nascem graças à divisão celular. Repletas de vida e potencial, elas preparam-se para uma viagem ascendente, durante a qual desempenharão funções vitais para a saúde da pele.

---

* Vírus, bactérias e parasitas são agentes biológicos patogênicos causadores de doenças que podem se espalhar de peixe para peixe e de população para população.

74

CUIDADOS COM A PELE DE DENTRO PARA FORA

Fase 2: ascensão e diferenciação

Após o nascimento, os queratinócitos iniciam sua ascensão rumo à superfície da pele. Durante essa jornada, que dura aproximadamente 28 dias em um adulto jovem, essas células sofrem um processo de diferenciação. Isso significa que elas mudam de forma e composição, tornando-se mais planas e acumulando queratina, uma proteína que confere resistência e impermeabilidade à pele. Esse processo é crucial para a formação da barreira cutânea, que protege o corpo contra agressões externas e evita a perda excessiva de água.

Fase 3: maturação e morte

À medida que se aproximam da superfície, as células continuam a se achatar e por fim morrem, um destino que pode parecer sombrio, mas é vital para a saúde da pele. As células mortas formam a camada córnea, a camada mais externa da pele, que atua como um escudo protetor. Embora mortas, essas células desempenham uma função essencial, protegendo as camadas vivas da pele abaixo delas.

Fase 4: descamação

O ciclo se completa com o processo de descamação, quando as células mortas da superfície são naturalmente eliminadas ou esfoliadas. Esse processo é crucial para manter a pele saudável, brilhante e capaz de respirar. A descamação permite que a pele se renove, dando espaço para novas células emergirem e começarem sua própria jornada.

Otimizando o ciclo da pele

Para manter a pele saudável e vibrante, é essencial apoiar cada fase do ciclo da pele. Isso inclui fornecer nutrição adequada, proteger a pele de danos ambientais e adotar práticas de cuidados que respeitem e promovam esse ciclo natural de renovação.

A seguir estão algumas dicas para otimizar o ciclo da pele:

Nutrição: uma dieta rica em antioxidantes, vitaminas e minerais apoia a fase de nascimento e ascensão das células da pele.

Hidratação: manter a pele bem hidratada é crucial em todas as fases, especialmente para fortalecer a barreira cutânea.

Esfoliação: uma esfoliação suave e regular pode ajudar a remover células mortas da superfície, promovendo a renovação celular.

O ciclo da pele é uma maravilha da biologia, um processo contínuo de nascimento, vida, morte e renovação que mantém a pele saudável e resiliente. Ao entender e respeitar esse ciclo, podemos adotar práticas de cuidados com a pele que não apenas melhoram a aparência, mas também apoiam sua função vital como barreira protetora do corpo.

A beleza, afinal, realmente vem de dentro, refletida na saúde e vitalidade da nossa pele.

O QUE SÃO NUTRACÊUTICOS

Nutracêuticos, uma fusão das palavras "nutrição" e "farmacêuticos", são compostos que vêm de alimentos e oferecem benefícios médicos e de saúde, incluindo a prevenção e tratamento de doenças. Podem ser categorizados como nutrientes, suplementos dietéticos, alimentos específicos para dietas especiais ou produtos à base de plantas. Além de promover a saúde geral, os nutracêuticos desempenham um papel significativo na manutenção e melhoria da saúde da pele, atuando de dentro para fora. Vamos explorar os dez nutracêuticos mais importantes, como beneficiam o corpo e, por extensão, a pele.

1. Ômega-3: encontrado em peixes gordurosos, sementes de chia e linhaça, o ômega-3 é um ácido graxo essencial para o combate da inflamação no corpo, podendo reduzir a vermelhidão e a acne na pele. Também ajuda a manter a pele hidratada.

2. Vitamina C: um poderoso antioxidante que ajuda na produção de colágeno, vital para a elasticidade e firmeza da pele. A vitamina C também ajuda a combater os sinais de envelhecimento e pode reduzir a aparência de manchas escuras.

CUIDADOS COM A PELE DE DENTRO PARA FORA

3. Vitamina E: atua como um antioxidante, protegendo as células da pele dos danos causados pelos radicais livres e pela exposição solar. A vitamina E também ajuda na cicatrização da pele.

4. Polifenóis: presentes em alimentos como chá verde, uvas e chocolate escuro, os polifenóis têm propriedades antioxidantes e anti-inflamatórias, ajudando a proteger a pele contra danos causados pelos raios UV e melhorando a elasticidade.

5. Carotenoides: como o betacaroteno encontrado em cenouras e em outros vegetais alaranjados, os carotenoides são convertidos em vitamina A no corpo. Podem proteger a pele contra danos solares e contribuir para a manutenção da saúde da pele.

6. Coenzima Q10: este nutriente ajuda a neutralizar os radicais livres, protegendo a pele dos danos ambientais que podem levar ao envelhecimento e também ajuda na produção de energia nas células da pele.

7. Zinco: um mineral que desempenha um papel vital na reparação da pele, na produção de colágeno e na diminuição da inflamação. O zinco também ajuda a controlar a produção de óleo na pele, beneficiando pessoas com acne.

8. Selênio: este mineral antioxidante ajuda a proteger a pele contra danos causados pelo sol e a melhorar a textura dela, reduzindo o risco de câncer de pele.

9. Probióticos: beneficiam a saúde da pele ao melhorar a barreira cutânea e reduzir inflamações. Podem ser particularmente úteis no tratamento de condições como eczema, acne e rosácea.

10. Resveratrol: encontrado em uvas vermelhas, vinho tinto e amendoim, o resveratrol tem propriedades antioxidantes e anti-inflamatórias. Pode ajudar a retardar o processo de envelhecimento da pele e protegê-la contra danos causados por radicais livres e exposição UV.

Os nutracêuticos oferecem uma abordagem fascinante para a saúde e beleza, trabalhando em especial para nutrir e proteger o corpo. Incorporar esses nutrientes na dieta ou através de suplementação pode ser uma estratégia eficaz para melhorar a saúde da pele e promover o bem-estar geral.

Nutracêutico extra: astaxantina

Além dos dez nutracêuticos essenciais mencionados anteriormente, não podemos deixar de destacar a astaxantina, um carotenoide poderoso com propriedades únicas que funcionam como um protetor solar natural. Encontrada em algas,

A FONTE DA JUVENTUDE

salmão, truta, camarão e outros frutos do mar, a astaxantina é conhecida por sua cor vermelha vibrante.

Como funciona? A astaxantina é um antioxidante extremamente potente, até 6 mil vezes mais forte do que a vitamina C. Ela ajuda a combater os radicais livres gerados pela exposição ao sol, protegendo as células da pele dos danos causados pela radiação ultravioleta. Ao fazer isso, a astaxantina pode ajudar a prevenir queimaduras solares, reduzir o risco de câncer de pele e diminuir os sinais de envelhecimento prematuro, como linhas finas e manchas solares.

Benefícios adicionais:

1. Proteção contra fotoenvelhecimento. Ao neutralizar os radicais livres, a astaxantina ajuda a proteger a pele contra o fotoenvelhecimento, mantendo a pele mais jovem e saudável por mais tempo;

2. Melhora a elasticidade da pele. Estudos sugerem que a astaxantina pode melhorar a elasticidade da pele, aumentando a hidratação e a suavidade, o que contribui para uma aparência mais firme e jovem;

3. Reduz inflamação. Com suas propriedades anti-inflamatórias, a astaxantina pode ajudar a reduzir a vermelhidão e a inflamação associadas a condições de pele como acne e eczema.

Embora a astaxantina ofereça uma camada adicional de proteção contra os danos solares, é importante lembrar que ela não substitui o protetor solar tradicional. Para uma proteção eficaz contra os raios UV, é recomendado o uso conjunto de protetor solar tópico com a suplementação de astaxantina, especialmente se você costuma passar muito tempo ao ar livre.

Atualmente, muito se fala no picnogenol, que também tem efeitos diretos para a pele.

Origem: picnogenol é o nome comercial para um extrato da casca do pinheiro marítimo francês (*Pinus pinaster*). Rico em proantocianidinas, um tipo de flavonoide, o picnogenol é altamente antioxidante.

Benefícios do picnogenol:

1. Saúde da pele. Ajuda a melhorar a elasticidade da pele e a hidratação, reduzindo o aparecimento de linhas finas e rugas;

2. Circulação sanguínea. Promove a saúde vascular, melhorando a circulação sanguínea e reduzindo o edema (inchaço);

CUIDADOS COM A PELE DE DENTRO PARA FORA

3. Proteção contra danos solares. Oferece proteção contra os danos induzidos pela radiação UV, minimizando o impacto dos radicais livres;
4. Anti-inflamatório. Tem efeitos anti-inflamatórios, úteis no tratamento de condições inflamatórias da pele e outras doenças.

Comparação

1. Potência antioxidante. Ambos são antioxidantes poderosos, mas a astaxantina é muitas vezes citada como tendo uma potência antioxidante superior, capaz de atravessar a barreira hematoencefálica e proteger o sistema nervoso central, além de outros tecidos.
2. Fonte. O picnogenol é derivado de uma fonte terrestre, a casca de pinheiro, enquanto a astaxantina é obtida de fontes aquáticas, como as algas e frutos do mar.
3. Benefícios específicos. Embora ambos ofereçam benefícios anti-inflamatórios e antioxidantes, o picnogenol é particularmente conhecido por melhorar a circulação sanguínea e a saúde cardiovascular, enquanto a astaxantina é destacada por sua capacidade de proteger contra danos solares e promover a saúde ocular.

Conclusão

Tanto o picnogenol quanto a astaxantina são suplementos valiosos com uma ampla gama de benefícios para a saúde e a pele. A escolha entre eles pode depender de necessidades específicas de saúde, objetivos de bem-estar e preferências pessoais. Para muitos, a combinação dos dois pode oferecer um regime antioxidante abrangente. No entanto, é sempre recomendado consultar um profissional de saúde antes de iniciar qualquer nova suplementação, a fim de garantir que ela se adéque as suas necessidades individuais de saúde.

A FONTE DA JUVENTUDE

TÉCNICAS DE HARMONIZAÇÃO FACIAL E A ORDEM CORRETA DE APLICAÇÃO

Na busca incessante pela perfeição estética, a harmonização facial tem ganhado destaque como uma solução rápida e eficaz para corrigir imperfeições e realçar traços faciais. No entanto, é crucial abordar este tema com um olhar crítico, especialmente dentro do contexto de uma beleza natural e autêntica. A harmonização facial, embora ofereça resultados imediatos e visíveis, muitas vezes ignora a essência da beleza verdadeira, que é um reflexo da saúde e do bem-estar interior.

A sociedade moderna com frequência promove um ideal de beleza inatingível, levando muitas pessoas a recorrerem a procedimentos estéticos na esperança de alcançar essa perfeição. No entanto, essa busca pode ser ilusória e até prejudicial. A harmonização facial, quando realizada sem uma compreensão profunda das necessidades individuais e sem um equilíbrio com a saúde interna, pode resultar em uma aparência artificial e distante da verdadeira essência da pessoa.

É essencial lembrar que a beleza genuína não é apenas uma questão de aparência externa, mas também de saúde e harmonia interior. Procedimentos estéticos, como a harmonização facial, devem ser considerados com cautela e sempre em conjunto com práticas que promovam a saúde integral.

Neste capítulo, exploraremos as técnicas de harmonização facial, mas sempre com um olhar equilibrado, destacando a importância de uma abordagem holística e natural para a beleza. Vamos entender como esses procedimentos podem ser integrados de forma harmoniosa com práticas de autocuidado e saúde integral, promovendo uma beleza que é, acima de tudo, autêntica e sustentável.

A harmonização facial é um conjunto de procedimentos estéticos minimamente invasivos que visam realçar a beleza natural, promovendo o equilíbrio e a proporção dos traços faciais. É fundamental compreender que a ordem e a escolha das técnicas podem variar conforme os objetivos individuais de cada paciente. No entanto, uma sequência lógica tende a otimizar os resultados e minimizar os riscos. Vamos explorar as técnicas mais comuns de harmonização facial, com ênfase na eficácia dos bioestimuladores, incluindo os fios de PDO lisos e a integração desses com PRP/PRF, *microneedling* e laser de ultrassom microfocado. E assim entendendo que não só pode ser feita pela necessidade estética, mas também como tratamento, a fim de que possa dar estrutura para um envelhecimento mais harmonioso.

CUIDADOS COM A PELE DE DENTRO PARA FORA

1. Avaliação e Planejamento

A fase inicial envolve uma avaliação detalhada da estrutura facial do paciente, incluindo análise das proporções, simetria, volume e áreas que necessitam de correção ou realce. O planejamento cuidadoso é crucial para um resultado harmonioso.

2. Tratamento da pele

Limpeza profunda e hidratação: o primeiro passo prático envolve tratamentos para melhorar a qualidade da pele, como limpezas profundas e procedimentos de revitalização cutânea.

Peelings químicos: os peelings químicos são tratamentos estéticos que utilizam soluções ácidas aplicadas sobre a pele, visando remover as camadas exteriores danificadas e promover a renovação celular. Este processo não apenas melhora a textura da pele, tornando-a mais suave e uniforme, como contribui significativamente para a redução de manchas, cicatrizes leves, linhas finas e rugas. A ação dos peelings químicos pode ser atribuída a sua capacidade de induzir uma esfoliação controlada, estimulando a pele a regenerar-se com uma nova camada mais saudável e resiliente.

Ao remover as células mortas e danificadas na superfície da pele, os peelings químicos desobstruem os poros e ajudam a reduzir a incidência de acne, além de facilitar a penetração de produtos de tratamento, maximizando benefícios. Ao promover a produção de colágeno e elastina, essenciais para a firmeza e elasticidade da pele, os peelings químicos não apenas melhoram a aparência imediata da pele, como também contribuem para sua saúde e qualidade em longo prazo.

A escolha do tipo de peeling e concentração deve ser cuidadosamente adaptada ao tipo de pele e aos objetivos específicos de cada paciente, enfatizando a importância de uma avaliação profissional a fim de garantir resultados eficazes e seguros. Este tratamento prepara a pele de maneira ideal para procedimentos subsequentes de harmonização facial, assegurando que a pele esteja na melhor condição para receber tratamentos adicionais.

3. Toxina botulínica (Botox)

A aplicação de Botox é frequentemente um dos primeiros procedimentos de harmonização, visando relaxar os músculos faciais que contribuem para linhas de expressão e rugas, especialmente na testa e ao redor dos olhos.

4. Bioestimuladores e microneedling

Os bioestimuladores e o *microneedling* são técnicas complementares que, quando combinadas, promovem uma melhoria significativa na qualidade da pele, estimulando a produção de colágeno e elastina. Esta seção é subdividida para detalhar cada bioestimulador e a integração com o *microneedling*.

1. Fios de PDO lisos: atuam como bioestimuladores, incentivando a produção de colágeno. Diferentemente dos fios de tração, os fios lisos não proporcionam um efeito *lifting* imediato, mas melhoram significativamente a firmeza e a elasticidade da pele ao longo do tempo.

2. Fios de PDO de tração: após a recuperação da elasticidade da pele, os fios de PDO de tração podem ser introduzidos para proporcionar um efeito *lifting* mais imediato. É crucial que a pele tenha recuperado a elasticidade através do tratamento prévio com bioestimuladores, como os fios lisos, PRP/PRF ou *microneedling*. Caso contrário, o peso da pele pode sobrecarregar as espículas dos fios de tração, comprometendo a durabilidade do efeito *lifting*.

3. PRP/PRF: a combinação de fios de PDO com tratamentos de plasma rico em plaquetas (PRP) ou plasma rico em fibrina (PRF) potencializa os resultados, acelerando a regeneração celular e a produção de colágeno.

4. *Microneedling*: utiliza microagulhas para criar pequenas perfurações na pele, induzindo uma resposta de cura que promove a regeneração celular. Quando combinado com PRP/PRF, os fatores de crescimento são mais bem absorvidos, resultando em uma melhoria significativa na textura, tom e qualidade geral da pele.

5. Laser de ultrassom microfocado: este tratamento utiliza ondas de ultrassom para atingir as camadas profundas da pele, estimulando a produção de colágeno e resultando em um efeito de *lifting* e firmamento. É particularmente eficaz para tratar a flacidez da pele sem necessidade de intervenção cirúrgica.

CUIDADOS COM A PELE DE DENTRO PARA FORA

5. Tratamentos complementares

Laser e tecnologias de luz. Tratamentos a laser, luz pulsada intensa (IPL) e terapias com LED podem ser recomendados para tratar questões específicas da pele, como rosácea, hiperpigmentação e textura irregular.

6. Declínio do uso do ácido hialurônico

O ácido hialurônico tem sido um pilar na harmonização facial, conhecido pelos efeitos de preenchimento e hidratação. No entanto, observa-se um declínio em seu uso devido a potenciais complicações, como a migração do produto e o risco de obstrução vascular. Além disso, a busca por resultados mais naturais e duradouros levou especialistas a optarem por técnicas que estimulam a resposta regenerativa do corpo, como os bioestimuladores e o PRP/PRF, que oferecem melhorias na qualidade da pele sem os riscos associados ao ácido hialurônico.

7. Manutenção e cuidados pós-procedimento

O acompanhamento é essencial para avaliar os resultados e decidir sobre qualquer retoque necessário. Uma rotina de cuidados com a pele, adaptada às necessidades individuais e aos procedimentos realizados, é crucial para manter os resultados em longo prazo.

A harmonização facial é uma arte que requer não apenas conhecimento técnico, mas também uma compreensão profunda da estética facial. A integração de bioestimuladores, como os fios de PDO lisos com PRP/PRF, *microneedling* e laser de ultrassom microfocado, representa uma abordagem inovadora e eficaz, promovendo resultados naturais e duradouros. A consulta com um especialista qualificado é fundamental para garantir que o plano de tratamento seja personalizado para atender às expectativas e necessidades específicas de cada paciente, garantindo resultados satisfatórios e naturais.

VIMOS NESTE CAPÍTULO:

- **A pele como espelho da saúde:**

  - A condição da pele é um indicador da saúde interna;
  - Nutrição, hidratação e saúde intestinal influenciam a pele.

- **A jornada da pele:**

  - A pele se renova constantemente, um processo essencial para sua saúde;
  - Hidratação e nutrientes adequados são cruciais para a saúde da pele.

- **O que são os nutracêuticos:**

  - Nutracêuticos são alimentos ou suplementos que oferecem benefícios médicos;
  - Vitaminas, minerais e antioxidantes são comuns em nutracêuticos para a pele.

- **Técnicas de harmonização facial e a ordem correta de aplicação:**

  - Técnicas como preenchimento e Botox ajudam na estética facial;
  - A ordem de aplicação de produtos influencia a eficácia;
  - Uma rotina adequada melhora a saúde e aparência da pele.

CAPÍTULO 6

DOU TRÊS ELIXIRES: ATIVIDADE FÍSICA, SONO E ÁGUA

O QUE REALMENTE ACONTECE E O QUE PRECISA SER FEITO

ATIVIDADE FÍSICA

A atividade física, um elemento essencial da existência humana, tem sofrido transformações significativas desde os tempos ancestrais até a contemporaneidade. Este capítulo, fundamentado no conhecimento profundo de um especialista em fisiologia da atividade física, serve como um manual prático para incorporar a atividade física a nossa vida, destacando os benefícios para a saúde e a beleza. Ofereço nas próximas páginas um guia detalhado sobre como a atividade física pode ser um pilar fundamental para promover não apenas a saúde física, mas também a estética e o bem-estar mental, com comparações entre as práticas atuais e as de nossos antepassados, e instruções claras sobre o que deve ser feito para ativar esses benefícios.

A FONTE DA JUVENTUDE

Reflita sobre a natureza intrinsecamente ativa da existência humana ancestral, compare-a com o sedentarismo predominante na vida moderna e use essa reflexão como motivação para buscar um estilo de vida mais ativo.

ATIVANDO OS BENEFÍCIOS PARA SAÚDE E BELEZA

Saúde cardiovascular

Instrução: incorpore atividades aeróbicas regulares no seu dia a dia, como caminhada rápida, corrida, natação ou ciclismo, por pelo menos 150 minutos por semana, para fortalecer o coração e melhorar a circulação sanguínea.

Fortalecimento ósseo e muscular

Instrução: engaje-se em exercícios de resistência, como musculação, pilates ou ioga, pelo menos duas vezes por semana, para aumentar a densidade óssea e promover a hipertrofia muscular.

Regulação metabólica e composição corporal

Instrução: combine exercícios aeróbicos com treinos de força para otimizar o metabolismo, ajudando na manutenção de um peso corporal saudável e na melhoria da composição corporal.

Rejuvenescimento cutâneo

Instrução: pratique exercícios que aumentem a frequência cardíaca e promovam a transpiração para melhorar a circulação sanguínea até a pele e para facilitar a desintoxicação através dos poros.

Equilíbrio mental e emocional

Instrução: integre práticas de exercícios físicos que façam você desfrutar e que promovam relaxamento e redução do estresse, como dança, caminhadas na natureza ou tai chi, a fim de melhorar o bem-estar mental.

Estratégias para incorporar atividade física na vida moderna

Estabeleça metas realistas. Comece com metas pequenas e progressivamente desafiadoras para aumentar a atividade física de maneira sustentável.

Integre movimento no cotidiano. Opte por subir escadas em vez do elevador, caminhe ou ande de bicicleta para deslocamentos curtos e faça pausas ativas durante o dia de trabalho.

Diversifique as atividades. Experimente diferentes tipos de exercícios para encontrar os que você mais gosta, mantendo a motivação e engajamento.

Use a tecnologia a seu favor. Aproveite aplicativos de exercícios e dispositivos de monitoramento de atividade para acompanhar seu progresso e manter-se motivado.

Crie uma comunidade de apoio. Junte-se a grupos de exercícios, encontre um parceiro de treino ou participe de eventos esportivos comunitários para aumentar a responsabilidade mútua e o encorajamento.

A balança como controladora amiga

A regularidade e a consistência são chaves para qualquer transformação física ou melhoria de saúde. Nesse contexto, pesar-se diariamente pode fornecer um feedback imediato e contínuo sobre seu progresso, atuando como um lembrete constante de suas metas e como um motivador para manter um estilo de vida saudável.

Instrução para uso correto da balança

Frequência. Pese-se todos os dias pela manhã. Isso ajuda a estabelecer um ritual e fornece um ponto de partida consistente para o dia.

Condições. Faça isso sem roupa e após esvaziar a bexiga. Essas condições ajudam a garantir que as leituras sejam tão consistentes quanto possível, minimizando as variações causadas por fatores externos.

Registro e análise. Anote o peso diariamente e observe as tendências ao longo do tempo, em vez de se concentrar em flutuações diárias. Isso permite uma compreensão mais precisa do seu progresso geral.

Interpretação positiva. Veja a balança como uma ferramenta de aprendizado e autoconhecimento, não como um juiz. Ela oferece percepções sobre como diferentes comportamentos e atividades afetam o seu corpo.

Ação baseada em dados. Use as informações coletadas para ajustar dieta, exercícios e hábitos de vida. Se notar tendências indesejadas, considere o que pode ser alterado para realinhar com suas metas de saúde e beleza.

Por que funciona?

Pesagens regulares fornecem dados objetivos que podem ajudar a identificar padrões e correlações entre suas ações (dieta, exercício, hábitos de sono) e as mudanças no peso. Essa prática promove uma mentalidade de responsabilidade e permite ajustes proativos no estilo de vida. Além disso, ao entender que o peso corporal pode flutuar por uma série de razões (retenção de líquidos, ciclo menstrual, massa muscular), você pode aprender a interpretar as variações sem julgamento negativo, focando no progresso em longo prazo em vez de mudanças diárias.

Incluir a balança na rotina como uma "controladora amiga" é uma estratégia poderosa para manter o foco em seus objetivos de saúde e beleza. Ela oferece um meio de obter feedback constante, que, quando usado de forma ponderada e positiva, pode reforçar a motivação e orientar ajustes eficazes em seu estilo de vida. Lembre-se de que a verdadeira medida do progresso vai além dos números na balança, abrangendo melhorias na saúde, na força, na energia e na autoestima. A balança é simplesmente uma entre outras ferramentas no seu arsenal para atingir um bem-estar completo e uma beleza que irradia de dentro para fora.

DOU TRÊS ELIXIRES: ATIVIDADE FÍSICA, SONO E ÁGUA

SONO

O sono é uma função biológica essencial para regenerar, reparar e restaurar o corpo e a mente. Durante o sono, ocorrem processos cruciais que influenciam diretamente nossa saúde física, mental e estética, como a reparação celular, a regulação hormonal e a consolidação da memória.

Reparação e regeneração celular

Durante as fases profundas do sono, o corpo intensifica a reparação e a regeneração celular, essenciais para uma pele saudável e radiante. A falta de sono pode interromper esse processo, resultando em envelhecimento precoce e diminuição da qualidade da pele.

Regulação hormonal

O sono adequado regula os hormônios que controlam o apetite (grelina e leptina), o crescimento (hormônio do crescimento) e o estresse (cortisol). Desbalanços hormonais devido à privação do sono podem levar ao aumento de peso, estresse e uma aparência cansada.

Nossos ancestrais adaptaram-se a irem dormir em sintonia com os ciclos naturais de luz e escuridão, o que promovia um sono profundo e reparador. Eles seguiam um ritmo circadiano alinhado ao ambiente, o que favorecia a regulação hormonal e o equilíbrio do corpo.

Na Modernidade, a exposição à luz artificial, o uso de dispositivos eletrônicos e as demandas da vida cotidiana deslocaram muitos de nós desse ritmo natural. Essa desregulação contribui para distúrbios do sono, como insônia e sono fragmentado, afetando negativamente nossa saúde e aparência.

Melatonina: o hormônio do sono

Imagine a melatonina como a natureza, dizendo a seu corpo que é hora de "desligar" e preparar-se para o sono. Produzida pela glândula pineal, localizada no cérebro, a melatonina é frequentemente chamada de "hormônio do sono", devido a seu papel crucial na facilitação do sono. Sua produção é influenciada pela luz: à medida que o dia se transforma em noite e a luz diminui, a produção de melatonina aumenta, preparando o corpo para o sono. Esse é um eco dos nossos dias ancestrais, quando o ciclo de luz e escuridão guiava nossos padrões de sono.

Exemplo prático. Se você costuma usar o celular ou assistir à tevê até tarde da noite, a luz azul emitida por esses dispositivos pode enganar seu cérebro, fazendo-o pensar que ainda é dia, suprimindo a produção de melatonina e dificultando o início do sono.

Cortisol: o hormônio do estresse

Agora, vamos falar sobre o cortisol, conhecido como o "hormônio do estresse". O cortisol é produzido pelas glândulas adrenais e tem a função de nos manter alertas e prontos para responder a situações de estresse. Pela manhã, os níveis de cortisol aumentam para nos ajudar a acordar e preparar o corpo para o dia. No entanto, em situações de estresse crônico ou quando nosso ciclo de sono-vigília é irregular, os níveis de cortisol podem permanecer elevados, afetando negativamente o sono e a saúde geral.

Exemplo prático. Pense em uma manhã em que você acordou assustado com o alarme do celular. Esse pico súbito de alerta é em parte graças ao cortisol. Mas se o cortisol está constantemente elevado, pode ser como se seu corpo estivesse sempre em estado de alarme, tornando difícil relaxar e dormir bem.

A importância do ciclo correto

Manter um ciclo correto de melatonina e cortisol é como dançar uma valsa harmoniosa com o ritmo natural do dia e da noite. Quando esse equilíbrio é perturbado, seja por maus hábitos de sono, estresse ou exposição à luz artificial à noite, podemos experimentar uma série de problemas que vão das dificuldades para dormir até impactos negativos na saúde da pele, humor e metabolismo.

Como manter o equilíbrio

Exposição à luz natural. Tente se expor à luz natural durante o dia, principalmente pela manhã, pois isso ajuda a regular o ciclo de cortisol e incentiva a produção de melatonina à noite.

Reduza a exposição à luz azul à noite. Diminuir o uso de dispositivos eletrônicos à noite ou usar óculos com bloqueio de luz azul pode ajudar.

Estabeleça uma rotina noturna. Criar um ritual relaxante antes de dormir, como ler um livro ou tomar um banho morno, pode preparar corpo e mente para uma boa noite de sono.

Mantenha horários regulares. Ir para a cama e acordar nos mesmos horários todos os dias, inclusive aos fins de semana, pode estabilizar seu ciclo de sono-vigília.

Ao compreender e respeitar o papel da melatonina e do cortisol, podemos melhorar significativamente nossa qualidade de sono, saúde e, como consequência, nossa beleza natural. É uma questão de voltar ao básico e sintonizar o corpo com os ritmos naturais para os quais ele foi projetado.

O sono é um pilar da saúde e da beleza, tão vital quanto a alimentação saudável e a atividade física. Ao adotar práticas que melhoram a qualidade do sono, não apenas melhoramos nossa saúde e aparência, mas também a nossa qualidade de vida.

ÁGUA

A água, um recurso simples e ao mesmo tempo complexo, é a pedra angular da vida e sua importância para a saúde e a beleza é tão vasta quanto os oceanos e tão profunda quanto os poços ancestrais de onde nossos antepassados a extraíam.

A água compõe cerca de 60% do corpo humano, um testemunho de sua importância. Ela é essencial para quase todas as funções do corpo, incluindo a digestão, absorção, circulação e excreção. Na pele, a água serve como um hidratante natural, promovendo elasticidade, suavidade e reduzindo a aparência de linhas finas e rugas.

Cada célula do nosso corpo depende da água para funcionar corretamente. A hidratação adequada permite que as células absorvam nutrientes essenciais e eliminem toxinas, um processo fundamental para manter a pele radiante e saudável.

A água também desempenha um papel crucial na regulação da temperatura corporal através da transpiração. A evaporação do suor da pele ajuda a manter o corpo fresco, protegendo-nos do superaquecimento e permitindo que os processos metabólicos ocorram com eficiência.

Nossos ancestrais reconheciam a água como um recurso precioso e essencial. Eles dependiam de fontes naturais de água, como rios, lagos e nascentes, e muitas vezes isso exigia esforço físico. Essa água, livre de poluentes modernos e rica em minerais naturais, não só saciava a sede como fornecia nutrientes essenciais.

Hoje, a facilidade de acesso à água potável é um privilégio em muitas partes do mundo, mas essa conveniência vem com seus próprios desafios. A contaminação da água, o consumo excessivo de bebidas açucaradas e o estilo de vida sedentário podem comprometer os benefícios da hidratação adequada. Além disso, a urbanização e a poluição têm impacto na qualidade da água disponível.

Para maximizar os benefícios da água, é recomendado seguir a orientação geral de consumir cerca de oito copos (aproximadamente 2 litros) por dia, ajustando conforme necessidade, com base na atividade física, no clima e nas necessidades individuais. Optar por água filtrada pode reduzir a exposição a contaminantes e garantir que você esteja bebendo água de qualidade. Incorporar alimentos ricos em água, como frutas e vegetais, pode oferecer hidratação adicional e nutrientes. Também é importante observar os hábitos de consumo, reduzindo bebidas com cafeína e álcool, que podem desidratar o corpo.

A água é mais do que apenas uma substância que bebemos; é um elemento vital que permeia todos os aspectos da nossa saúde e beleza. Adotar práticas conscientes de hidratação, inspiradas tanto na sabedoria ancestral quanto no conhecimento moderno, pode nutrir o corpo de dentro para fora, promovendo uma saúde radiante e uma beleza duradoura.

A água, em sua simplicidade, carrega a chave para uma vida vibrante e um bem-estar incomparável, reforçando a ideia de que, para alcançar a beleza verdadeira e saúde, devemos voltar às nossas raízes mais básicas e essenciais.

Agora, imagine um aquário, onde nadam peixes coloridos e vivazes, cercado por plantas aquáticas e decorado com pedras e castelos em miniatura. Esse aquário, em sua essência, é um pequeno ecossistema, dependente da qualidade da água para manter seus habitantes saudáveis e felizes. Dito isto, pense nas células do seu corpo como sendo os peixes, nadando no vasto e intrincado aquário que é o seu organismo. A água que os envolve, nesse caso, pode ser comparada ao meio

DOU TRÊS ELIXIRES: ATIVIDADE FÍSICA, SONO E ÁGUA

intersticial, o fluido que preenche os espaços entre as células serve como o ambiente onde elas vivem, trabalham e se comunicam.

Se a água do aquário estiver limpa e equilibrada, os peixes irão prosperar. Eles se moverão com facilidade, suas cores serão vibrantes, e eles exibirão comportamentos saudáveis e naturais. Da mesma forma, quando o meio intersticial do nosso corpo está "limpo", ou seja, quando estamos bem hidratados e nossos fluidos corporais estão em equilíbrio, nossas células podem funcionar em potencial máximo. Podem absorver nutrientes, eliminar resíduos e se comunicar umas com as outras com eficiência, promovendo saúde e bem-estar.

Agora, imagine que a água do aquário comece a se turvar. Resíduos acumulam, o oxigênio diminui, e toxinas se dispersam pela água. Os peixes começam a nadar lentamente, suas cores se desbotam e eles podem adoecer.

Esse cenário é análogo ao que acontece no corpo quando o meio intersticial está "sujo" ou comprometido, seja por desidratação, má alimentação, exposição a toxinas ou estresse crônico. Assim como os peixes lutam para sobreviver em um ambiente aquático poluído, nossas células lutam em um meio intersticial desequilibrado. Elas têm dificuldade para realizar funções vitais, o que pode levar a uma variedade de problemas de saúde, que vão desde fadiga e pele sem brilho até doenças mais graves.

Para manter o aquário — o nosso corpo — saudável, precisamos cuidar da qualidade da água — nosso meio intersticial. Isso significa beber água em quantidade suficiente, comer alimentos ricos em nutrientes, evitar toxinas sempre que possível e gerenciar o estresse.

Assim como um aquarista dedicado limpa regularmente o aquário, testa a qualidade da água e garante que os peixes tenham tudo de que precisam, nós também devemos ser diligentes no cuidado de nosso próprio "aquário interno". Ao fazer isso, não apenas promovemos um ambiente onde nossas células podem florescer, mas também apoiamos nossa saúde geral e bem-estar, garantindo que, como os peixes em um aquário bem cuidado, possamos viver a vida com a maior vitalidade possível.

Continuando a analogia do aquário, um dos maiores desafios para manter a água em condições ideais é garantir que ela esteja livre de contaminações que possam prejudicar a saúde dos peixes, ou, em nosso caso, a saúde das células.

Na realidade moderna, enfrentamos um desafio semelhante ao tentar garantir que a água que consumimos esteja livre de hormônios, metais tóxicos e outras substâncias prejudiciais. Mesmo a água filtrada pode não estar completamente livre dessas impurezas, devido à complexidade e à pequenez dessas moléculas, que muitas vezes escapam aos métodos de filtragem convencionais.

A preocupação com a água da torneira vai além de sua composição química inicial. Nos sistemas de abastecimento, a água pode adquirir contaminantes ao passar por canos antigos ou malconservados, acumulando substâncias potencialmente nocivas antes mesmo de chegar às casas. Por isso, recomenda-se cautela ao consumir água diretamente da torneira ou ao usá-la para cozinhar. Ainda que a filtragem possa remover muitos desses contaminantes, alguns sistemas de filtragem domésticos não são avançados o suficiente para eliminar todos os tipos de impurezas, especialmente hormônios e certos metais pesados.

Além disso, a água engarrafada, muitas vezes vista como uma alternativa segura, também apresenta seus próprios desafios. O armazenamento em plástico, especialmente quando exposto ao sol ou armazenado por longos períodos em ambientes quentes, pode levar à lixiviação de substâncias químicas do plástico para a água. Essas substâncias podem agir como disruptores endócrinos, afetando o equilíbrio hormonal do corpo. O transporte e armazenamento da água engarrafada, muitas vezes feitos sob condições pouco ideais, adiciona outra camada de preocupação em relação à pureza e segurança.

O pH da água também é um fator importante a se considerar. Idealmente, a água deve ter um pH neutro ou ligeiramente alcalino. No entanto, a água engarrafada pode variar bastante em seu nível de pH, dependendo da fonte e do processo de tratamento pelo qual passou. Um pH inadequado pode afetar o equilíbrio ácido-base do corpo, o que é crucial para a manutenção da saúde celular e do bem-estar geral.

Diante desses desafios, é essencial adotar uma abordagem proativa para garantir a qualidade da água que consumimos. Isso pode incluir o uso de sistemas avançados de filtragem doméstica, que são capazes de remover uma gama mais ampla de contaminantes, incluindo hormônios e metais pesados. Além disso, ao escolher água engarrafada, é importante considerar a reputação do fabricante, as condições de armazenamento e o material da embalagem, preferindo aquelas que são armazenadas em vidro ou em plásticos de alta qualidade e livres de BPA.

Manter nosso "aquário interno" limpo e saudável requer atenção e cuidado constantes. Assim, ao nos assegurarmos de que a água que consumimos seja tão pura quanto possível, protegemos não apenas a nossa saúde, mas também a beleza radiante que vem de dentro, refletindo um corpo bem nutrido e cuidado.

DOU TRÊS ELIXIRES: ATIVIDADE FÍSICA, SONO E ÁGUA

A água ozonizada, a água ionizada e a água enriquecida com hidrogênio

A água ozonizada, a água ionizada e a água enriquecida com hidrogênio representam três maneiras distintas de tratamento de água, cada uma com suas próprias técnicas, propriedades e potenciais benefícios. Embora todas sejam alternativas ao consumo de água comum, elas diferem significativamente nos processos de produção e nos resultados específicos que oferecem.

Água ozonizada

Produzida pela infusão de ozônio (O3) na água, a água ozonizada se beneficia das propriedades oxidantes do ozônio. Esse processo destrói ou modifica patógenos e compostos orgânicos, tornando a água segura para consumo e útil em aplicações médicas e de limpeza. A desinfecção por ozônio é eficaz e deixa poucos ou nenhum resíduo tóxico, pois o ozônio rapidamente reverte para oxigênio. No entanto, a eficácia depende de fatores como a concentração de ozônio, tempo de contato e a presença de outras substâncias que podem interferir na ação do ozônio.

Água ionizada

A água ionizada é obtida por eletrólise, que separa a água em componentes ácidos e alcalinos. O consumo é geralmente focado na água alcalina ionizada, valorizada por supostos benefícios à saúde, como neutralização de acidez corporal, melhor hidratação e propriedades antioxidantes. Contudo, as alegações de saúde associadas à água alcalina ionizada são objeto de debate e carecem de evidências científicas conclusivas.

Água com hidrogênio

A água enriquecida com hidrogênio envolve a dissolução de hidrogênio molecular (H2) na água, resultando em uma bebida que contém hidrogênio gasoso em solução. O interesse nesse tipo de água baseia-se na ideia de que o hidrogênio molecular pode atuar como um antioxidante seletivo, neutralizando radicais livres específicos sem perturbar espécies reativas de oxigênio benéficas.

Estudos iniciais sugerem que a água com hidrogênio pode oferecer benefícios como a redução do estresse oxidativo e a melhoria do desempenho esportivo, embora mais pesquisas sejam necessárias para entender completamente seu impacto na saúde.

Este capítulo reforça a ideia de que a beleza verdadeira não é apenas uma questão de estética externa, mas o reflexo visível da saúde interna. Portanto, ao cuidarmos do nosso corpo com exercícios físicos regulares, sono de qualidade e hidratação adequada, estamos investindo na saúde e bem-estar em longo prazo, garantindo que a beleza que projetamos para o mundo seja tão autêntica e vibrante quanto a vida que pulsa em nós.

VIMOS NESTE CAPÍTULO:

- **O que realmente acontece e o que precisa ser feito:**

  - Exercícios melhoram a saúde cardiovascular e a aparência física;
  - O sono é crucial para a reparação e regeneração celular;
  - A água é essencial para o funcionamento adequado dos órgãos e a saúde da pele;
  - Exercícios aeróbicos e de resistência são recomendados para a saúde geral;
  - Estabelecer uma rotina de sono e evitar estimulantes ajudam a melhorar o sono;
  - Beber água regularmente e consumir alimentos ricos em água são estratégias eficazes.

CAPÍTULO 7

SAÚDE MENTAL E AUTOIMAGEM

POR QUE EXISTE UM HORMÔNIO DO ESTRESSE?

No complexo balé bioquímico que se desenrola no corpo, o cortisol desempenha um papel de protagonista, especialmente quando se trata de responder ao estresse. Este hormônio, secretado pelas glândulas adrenais situadas acima dos rins, é fundamental para uma série de processos vitais. Ele regula o metabolismo, ajuda a reduzir a inflamação, controla o ciclo de sono-vigília e gerencia a utilização de carboidratos, gorduras e proteínas pelo corpo. Além disso, prepara o organismo para enfrentar situações de "luta ou fuga", um mecanismo de sobrevivência essencial.

Em níveis equilibrados, o cortisol é um aliado inestimável, mantendo-nos motivados, alertas e prontos para encarar os desafios do dia a dia. Durante episódios de estresse agudo, ele nos fornece a energia necessária para superar adversidades, aumentando a disponibilidade de açúcar no sangue e temporariamente suprimindo funções menos essenciais, como os sistemas digestivo, reprodutivo e imunológico. Essa reação é vital para a nossa capacidade de responder a ameaças imediatas.

A FONTE DA JUVENTUDE

No entanto, a relação com o cortisol pode se complicar quando o estresse se torna uma constante na vida. Níveis cronicamente elevados deste hormônio podem levar a uma gama de problemas de saúde. O sono pode ser perturbado, dificultando o descanso adequado. O apetite pode aumentar, especialmente por alimentos ricos em gordura e açúcar, levando ao ganho de peso. A pressão arterial pode subir e o risco de doenças cardíacas, crescer.

Além disso, a exposição prolongada ao cortisol elevado compromete o sistema imunológico, tornando o corpo mais suscetível a infecções e doenças. O bem-estar mental também é afetado, com um aumento do risco de desenvolver condições como depressão e ansiedade.

Diante desse cenário, torna-se fundamental adotar estratégias para gerenciar os níveis de cortisol e, por extensão, o estresse. A prática regular de exercícios físicos emerge como uma solução poderosa, capaz de reduzir significativamente o estresse. Uma dieta balanceada, rica em nutrientes, também desempenha um papel crucial na regulação hormonal. O sono de qualidade não pode ser subestimado, sendo essencial para a manutenção do equilíbrio do cortisol. Além disso, técnicas de relaxamento, como meditação, ioga e exercícios de respiração, oferecem caminhos valiosos para diminuir os níveis de estresse e, consequentemente, de cortisol.

O cortisol, portanto, é uma substância de dupla face: essencial para a sobrevivência, mas potencialmente prejudicial quando não é devidamente gerenciado. Reconhecer a importância de manter um equilíbrio saudável deste hormônio é fundamental para promover não apenas a saúde física, mas também a mental, permitindo que enfrentemos os desafios da vida com resiliência e mantenhamos uma beleza que reflete verdadeiramente nosso bem-estar interior.

VOCÊ SABIA?

No intrincado universo dos medicamentos, os corticoides ocupam um lugar de destaque, trazendo uma história repleta de contrastes. Esses compostos, que imitam a ação do cortisol produzido naturalmente pelo corpo, são verdadeiros cavaleiros em armadura brilhante no combate a inflamações e doenças autoimunes. Contudo, o que à primeira vista parece ser um herói indiscutível pode, com o tempo, revelar-se um personagem complexo, cujas ações têm consequências inesperadas.

SAÚDE MENTAL E AUTOIMAGEM

Imagine que o corpo, em sua complexidade e equilíbrio, dependa de um delicado jogo de hormônios para funcionar de maneira equilibrada. Os corticoides entram nesse cenário como agentes poderosos, capazes de suprimir inflamações e regular reações imunes. Mas, quando usados em excesso ou por longos períodos, podem perturbar esse equilíbrio delicado, levando a efeitos colaterais que vão além do que se poderia prever.

Um dos paradoxos mais notáveis do uso prolongado de corticoides é a insuficiência adrenal, um estado em que o corpo reduz ou até mesmo cessa a produção de cortisol por conta própria. Isso deixa a pessoa em um estado de constante cansaço e fraqueza, quase como se, sem o impulso externo dos corticoides, o corpo esquecesse como se motivar.

Além disso, os corticoides têm um impacto profundo no metabolismo. Podem predispor alguém a diabetes tipo 2, alterar a forma como o corpo armazena gordura, especialmente ao redor do abdômen, e acelerar a perda de massa óssea, deixando os ossos vulneráveis e frágeis.

Mas os efeitos não se limitam ao físico. O equilíbrio emocional também pode ser afetado, com relatos de alterações de humor, ansiedade e depressão entre aqueles que utilizam corticoides. É como se, ao tentar apagar incêndios internos, esses medicamentos acabassem por incendiar outras áreas, trazendo novos desafios emocionais e psicológicos.

Talvez um dos efeitos colaterais mais irônicos seja a imunossupressão. Ao tentar controlar reações imunológicas excessivas, os corticoides podem diminuir as defesas do organismo, tornando-o mais suscetível a infecções. Isso é um lembrete de que, na tentativa de proteger o corpo, é possível deixá-lo mais exposto a outros perigos.

A história dos corticoides é um lembrete fascinante de que, na medicina, a linha entre o remédio e o veneno pode ser tênue. Eles nos ensinam sobre a importância do equilíbrio, da moderação e da vigilância constante dos efeitos que os tratamentos podem ter sobre nosso corpo e mente.

Ao lidar com esses poderosos aliados, é crucial lembrar que o objetivo será sempre manter a harmonia interna, guiando-nos por um caminho que, embora cheio de desafios, é também repleto de possibilidades para manter nossa saúde e bem-estar.

CONEXÃO MENTE E CORPO

Na tapeçaria complexa que compõe a experiência humana, a conexão mente e corpo emerge como um fio dourado, tecendo uma relação profunda e inegável entre nossos estados mentais e nosso bem-estar físico. Essa narrativa nos conduz por uma jornada inspiradora, revelando como pensamentos, emoções e crenças não são meros passageiros em nossa consciência, mas forças poderosas que moldam a saúde em uma dança silenciosa, porém, impactante.

Imagine, por um momento, a mente e o corpo não como entidades separadas, mas como artistas em um palco compartilhado, onde cada pensamento e sentimento é um movimento de dança que ressoa através do nosso ser. O estresse, com sua carga pesada e olhar sombrio, não é apenas um fardo emocional; ele desencadeia uma tempestade química dentro de nós, elevando a pressão arterial, enfraquecendo nossas defesas imunológicas e alterando o próprio tecido do nosso ser no nível genético.

Contrastando com essa tempestade, temos a alegria, a gratidão e o amor — sentimentos que fluem através de nós como uma melodia suave, reduzindo a inflamação, fortalecendo o sistema imune e promovendo a renovação celular. Práticas como a meditação, a atenção plena e o relaxamento transcendem a aparência de passatempos serenos, atuando como instrumentos de transformação, que podem remodelar o cérebro, acalmar os nervos e desencadear uma cascata de benefícios por todo o corpo.

Esse diálogo contínuo entre mente e corpo nos ensina que não somos meros observadores da nossa saúde, mas participantes ativos, capazes de influenciar nosso bem-estar através do poder dos pensamentos e emoções. Agora a ciência moderna e a sabedoria ancestral se entrelaçam, ambas apontam para a mesma verdade: a saúde é uma dança complexa, mas harmoniosa, entre o físico e o psicológico, em que um é influenciado pelo outro.

Assim, ao embarcarmos na jornada de compreensão e conexão, descobrimos que cuidar da mente é também cuidar do corpo, e vice-versa. A consciência dessa interconexão abre caminhos para uma vida mais saudável e harmoniosa, em que a beleza da dança entre mente e corpo é celebrada em cada respiração, pensamento e batimento cardíaco.

Nessa intrincada dança da conexão, um elemento surge como essencial na coreografia da saúde e bem-estar: a autoestima. A percepção que temos de nós mesmos, nossa autoimagem e o valor que atribuímos a nós mesmos são

SAÚDE MENTAL E AUTOIMAGEM

componentes críticos que influenciam não apenas no modo como nos sentimos mentalmente, mas também como o corpo responde e se comporta. A autoestima é a música que toca no fundo, direcionando sutilmente os movimentos dessa dança entre o físico e o psicológico, e tem um impacto profundo na saúde geral.

Quando nutrimos uma autoestima elevada, ficamos mais inclinados a cuidar da saúde física. Fazemos escolhas alimentares mais saudáveis, mantemos uma rotina de exercícios e procuramos tratamentos médicos quando necessário, porque acreditamos que somos dignos de cuidado e atenção. Esse ato e rotina de autocuidado reforça nossa saúde física, que, por sua vez, alimenta uma imagem positiva de nós mesmos, criando um ciclo virtuoso de bem-estar e apreciação.

Por outro lado, uma autoestima baixa pode levar ao descuido com a saúde, a escolhas prejudiciais e a um estilo de vida sedentário. Esse descuido não apenas deteriora a saúde física, como perpetua sentimentos negativos sobre nós mesmos, aprisionando-nos em um ciclo destrutivo que pode ser difícil de romper.

Além disso, a autoestima influencia diretamente a saúde mental, afetando humor, níveis de ansiedade e criando predisposição à depressão. Uma autoimagem positiva serve como escudo para proteger contra o estresse e as adversidades, enquanto uma autoestima baixa pode nos deixar vulneráveis a críticas internas e externas, agravando o estresse e seus efeitos nocivos ao corpo.

Portanto, investir na autoestima é tão crucial quanto qualquer dieta ou regime de exercícios para a saúde geral. Isso pode incluir práticas de autoaceitação, afirmações positivas, busca por atividades que reforcem a sensação de competência e realização e, quando necessário, apoio terapêutico para desvendar e curar as raízes de uma autoimagem negativa.

A inclusão da autoestima na dança entre mente e corpo nos lembra de que o caminho para a saúde não é apenas físico ou mental, mas também emocional. Cuidar de como nos enxergamos e nos valorizamos é fundamental para manter a saúde física e mental, mas também para dançar harmoniosamente pela vida, com confiança, resiliência e alegria.

A CIÊNCIA POR TRÁS DA RESPIRAÇÃO

A respiração consciente, uma prática ancestral e hoje respaldada pela ciência moderna, é uma das ferramentas mais poderosas a nossa disposição para melhorar a saúde e o bem-estar. Essa técnica simples, que envolve respirar de maneira profunda e controlada, tem o potencial de transformar nossa saúde física e mental, atuando como uma ponte entre a mente e o corpo.

Quando respiramos conscientemente, utilizando o diafragma para inalar e exalar profundamente, ativamos o sistema nervoso parassimpático.* Esse é o lado do nosso sistema nervoso responsável por acalmar o corpo após períodos de estresse, reduzindo a frequência cardíaca e a pressão arterial. Essa ativação oferece um contraponto necessário ao sistema nervoso simpático, que prepara o corpo para a ação rápida em situações de "luta ou fuga". A prática regular da respiração consciente, portanto, pode ajudar a manter o equilíbrio entre esses dois sistemas, e é essencial para a manutenção da saúde física e mental.

Os benefícios da respiração consciente são vastos e variados. No nível mais imediato, pode reduzir significativamente os sintomas de estresse e ansiedade, graças à capacidade de diminuição da frequência cardíaca e da pressão arterial. Além disso, a prática regular pode melhorar a função cerebral, aumentando a clareza mental e a concentração. Isso é possível porque a respiração profunda aumenta a oxigenação do cérebro, o que pode estimular a neuroplasticidade — a capacidade do cérebro de formar novas conexões neurais, vital para o aprendizado e a memória.

Além dos benefícios para a mente, a respiração consciente também pode fortalecer o sistema imunológico. A prática aumenta a produção de anticorpos e promove a circulação sanguínea, ajudando o corpo a combater infecções e reduzir a inflamação. Esse fortalecimento do sistema imunológico é um dos muitos exemplos de como a respiração consciente pode ter um impacto profundo e duradouro na saúde física.

A prática da respiração consciente também serve como ferramenta de *mindfulness*, ajudando a ancorar a mente no momento presente. Ao focar na respiração, podemos desviar a atenção de pensamentos distrativos ou estressantes, promovendo um estado de presença plena. Este estado de atenção plena não apenas alivia o estresse mental, mas também está associado à maior apreciação pela vida e a uma redução nos sintomas de depressão.

Incorporar a respiração consciente na rotina diária pode ser feito de várias maneiras, como a respiração diafragmática, que foca em expandir o abdômen durante a inalação, ou técnicas mais estruturadas como a respiração 4-7-8 e a respiração alternada pelas narinas. Cada uma dessas técnicas pode ajudar a promover

---

* Parte do sistema nervoso autônomo cujos neurônios se localizam no tronco cerebral ou na medula sacral.

SAÚDE MENTAL E AUTOIMAGEM

o equilíbrio entre o sistema nervoso simpático e parassimpático, melhorando nossa saúde e bem-estar geral.

Em suma, a respiração consciente é mais do que uma técnica de relaxamento; é uma prática de saúde integrativa que beneficia tanto a mente quanto o corpo.

Ao dedicar tempo para praticar a respiração profunda todos os dias, não estamos apenas reduzindo o estresse e a ansiedade, mas também promovendo uma saúde melhor, maior clareza mental e um sistema imunológico mais forte. A respiração consciente nos permite viver cada momento mais plenamente, com maior sensação de paz e presença.

VIMOS NESTE CAPÍTULO:

- **Por que existe um hormônio do estresse?**

  - O cortisol ajuda o corpo a responder ao estresse, mas em excesso pode ser prejudicial;
  - Estresse crônico pode levar a problemas de saúde mental e física.

- **Conexão mente e corpo:**

  - A saúde mental afeta diretamente a saúde física e vice-versa;
  - Práticas como meditação e ioga ajudam a fortalecer a conexão mente e corpo.

- **A ciência por trás da respiração:**

  - Técnicas de respiração podem reduzir o estresse e melhorar a saúde mental;
  - Exercícios de respiração profunda e controlada são eficazes para aliviar o estresse.

CAPÍTULO 8

ESTILO DE VIDA E CONEXÕES SOCIAIS COMO ALIADOS

O IMPACTO DAS RELAÇÕES SOCIAIS

Neste capítulo, mergulharemos fundo na complexa teia de como as relações sociais e o estilo de vida moldam de forma indelével a nossa saúde e bem-estar. Através de uma jornada que entrelaça descobertas científicas com histórias reais de vida, cujos nomes foram alterados para preservar a identidade dos envolvidos, revelaremos o poder transformador das interações humanas e das escolhas cotidianas.

A ciência moderna nos dá evidências robustas de que seres humanos são criaturas eminentemente sociais, cuja saúde mental e física depende bastante da qualidade e da profundidade de suas conexões com os outros. Estudos longitudinais apontam que pessoas com redes de apoio fortes e engajamento comunitário ativo têm uma expectativa de vida maior e incidência menor de uma ampla gama de doenças.

Para ilustrar, a história de "Ana" (nome fictício), uma vibrante senhora de 75 anos de idade que participa de um grupo de leitura e caminhadas comunitárias, serve como um testemunho vivo dos benefícios da interação social. Sua agenda cheia de atividades e encontros não apenas a mantém fisicamente ativa, mas também mentalmente aguçada, evidenciando como a socialização pode ser um antídoto contra o isolamento e seus efeitos deletérios na saúde.

Contrastando com a vivacidade de Ana, encontramos "Carlos", um profissional de quarenta anos de idade que, após mudar-se para uma nova cidade a trabalho, encontrou-se imerso em solidão. A falta de contatos no novo ambiente levou Carlos a lutar contra sentimentos de isolamento, ansiedade e depressão, destacando o impacto negativo da falta de conexões sociais. Sua jornada é um lembrete pungente de que o tecido social em que estamos inseridos é tão crucial para nossa saúde quanto qualquer dieta ou regime de exercícios.

A narrativa se expande para abordar o estilo de vida, enfatizando que as escolhas que fazemos diariamente — desde as atividades de lazer até nossa conexão com o ambiente natural — têm implicações profundas para o bem-estar. "Maria", por exemplo, descobriu uma paixão e um propósito revitalizantes ao se envolver em iniciativas de limpeza de praias. Esse engajamento não apenas a conectou com indivíduos que compartilham valores semelhantes, mas também aprofundou seu vínculo com a natureza, trazendo uma sensação de realização e de contentamento que transcende o material.

Da mesma forma, "João", um fotógrafo amador de paisagens, encontrou na natureza uma fonte inesgotável de inspiração e serenidade. Suas expedições fotográficas são mais do que uma busca por imagens perfeitas; são uma prática de *mindfulness* que o reconecta com o momento presente e com a vastidão do mundo natural. Essas experiências ao ar livre têm impacto tangível em sua saúde mental, servindo como um lembrete poderoso de que nosso ambiente e como escolhemos interagir com ele podem nutrir nossa saúde de maneiras inesperadas.

Além dessas histórias, a pesquisa sublinha a importância das atividades físicas compartilhadas, como a dança, o esporte e o voluntariado, como veículos para fortalecer laços sociais e promover a saúde física. A intersecção entre atividade física e socialização cria um ciclo virtuoso, em que o engajamento em uma atividade fortalece e incentiva a outra, culminando em um impacto amplificado na saúde geral.

Este capítulo, portanto, não apenas celebra a complexidade das relações humanas e a riqueza de um estilo de vida ativo e engajado, mas também serve como um chamado à ação. Ele nos convida a refletir sobre a qualidade de nossas interações e as escolhas diárias que fazemos, lembrando-nos de que, no final das contas, são esses os elementos que tecem a tapeçaria da nossa saúde e bem-estar.

ESTILO DE VIDA E CONEXÕES SOCIAIS COMO ALIADOS

Através das histórias de Ana, Carlos, Maria e João, vemos que, embora os desafios da vida possam variar, a solução muitas vezes reside na comunidade, na conexão e na consciente escolha de um estilo de vida que celebre a interconexão de todos os aspectos da saúde.

O IMPACTO DO MEIO AMBIENTE

Ao explorar a intrincada relação entre saúde e meio ambiente, vemos como é evidente o papel fundamental que o entorno desempenha em nossa qualidade de vida. O que relatamos a esta altura do livro se baseia em uma pesquisa meticulosa, incluindo análises de documentários baseados em casos reais e em literatura acadêmica, e serve para ilustrar o impacto significativo do ambiente na saúde física e mental. As histórias aqui partilhadas são reforçadas por exemplos concretos retirados de documentários renomados, fornecendo uma visão autêntica e baseada em evidências.

A qualidade do ar, a água potável, o acesso a espaços verdes e a exposição a produtos químicos nos lares são apenas alguns dos fatores ambientais que influenciam diretamente a nossa saúde. O documentário *Under the Dome*, por exemplo, investiga os perigos da poluição do ar na China, evidenciando como a qualidade do ar que respiramos pode ter consequências diretas para a saúde respiratória e geral. O documentário ressalta a realidade enfrentada por muitos em áreas urbanas densamente povoadas, onde a poluição do ar se tornou uma crise de saúde pública.

Por outro lado, *A Life on Our Planet*, apresentado por Sir David Attenborough, oferece uma perspectiva abrangente sobre a importância da biodiversidade e dos espaços verdes para a saúde humana. Attenborough compartilha sua experiência de décadas observando o declínio da biodiversidade global e enfatiza a necessidade urgente de proteger nossos ambientes naturais. O documentário sublinha como o contato com a natureza pode ser benéfico para a saúde mental e física, reforçando a necessidade de preservar e aumentar o acesso a espaços verdes.

The Human Experiment destaca os riscos potenciais dos produtos químicos presentes em muitos produtos de consumo e em nossos lares. O documentário chama a atenção para a crescente preocupação com as substâncias tóxicas que entram em contato diariamente com o corpo e como elas podem afetar nossa saúde em longo prazo. A mensagem central está calcada na importância de estar ciente dos produtos que usamos e do ambiente doméstico que criamos.

Chasing Ice, por sua vez, documenta as mudanças climáticas através do trabalho do fotógrafo James Balog, que usa câmeras *time-lapse* para capturar o recuo dos glaciares ao longo de vários anos. O documentário, impressionante visualmente, não apenas demonstra os efeitos das mudanças climáticas nos ecossistemas globais, mas também serve como um lembrete poderoso de que a saúde do planeta está intrinsecamente ligada a nossa própria saúde. As mudanças climáticas afetam tudo, desde a qualidade do ar que respiramos até a segurança alimentar, reforçando a ideia de que ações voltadas para a preservação ambiental também são investimentos na saúde pública.

As evidências apresentadas nesses documentários iluminam o fato de que a proteção do meio ambiente e a promoção da saúde e beleza estão intrinsecamente ligadas. Um ambiente desequilibrado pode levar a uma série de efeitos estéticos, incluindo, mas não limitado, a problemas de pele, como eczema e acne, que podem ser agravados pela poluição e toxinas; cabelos danificados devido à má qualidade da água, e um aspecto geralmente envelhecido, atribuído ao estresse oxidativo causado por poluentes.

Portanto, emerge um apelo às ações coletiva e individual para priorizar o tema e investir em ambientes saudáveis, reconhecendo que a manutenção de um planeta saudável é essencial para preservar a nossa saúde e beleza. Cuidar do meio ambiente é, em última análise, uma forma de cuidar de nossa própria imagem e bem-estar, sublinhando a importância de adotar práticas sustentáveis que promovam o bem-estar das gerações presentes e futuras.

Com isso, este capítulo não apenas amplia a compreensão dos determinantes de saúde e beleza, mas serve ainda como um chamado urgente para reconhecermos a saúde do planeta como reflexo direto da nossa própria saúde e aparência estética.

ESPIRITUALIDADE E POSITIVIDADE

Nossa jornada em busca de uma vida mais saudável e bela nos leva agora a explorar as dimensões menos tangíveis, mas igualmente cruciais, da saúde: a espiritualidade e a positividade. Mergulhando em pesquisas, compreendi que cultivar um espírito positivo e uma conexão espiritual traz benefícios imensuráveis para a saúde física, mental e estética.

ESTILO DE VIDA E CONEXÕES SOCIAIS COMO ALIADOS

A força da espiritualidade

Espiritualidade, em sua essência, é a busca por um sentido, por uma conexão com algo maior que transcende o mundo material. A espiritualidade não se limita a práticas religiosas; é uma jornada pessoal em busca de paz interior, propósito e harmonia com o universo. Documentários como *Inner Worlds, Outer Worlds* e *Samadhi* mostram como a espiritualidade pode ser um poderoso canal para a redução do estresse, uma vez que nos ensina a olhar além das preocupações cotidianas e a encontrar tranquilidade no momento presente.

O poder da positividade

A positividade, por outro lado, constitui-se em manter uma atitude otimista frente aos desafios da vida. Poucos anos atrás vimos ser popularizados estudos e filmes, como *The Secret*, que destacam como a Lei da Atração — a ideia de que podemos atrair o que pensamos e sentimos — pode ser aplicada para melhorar nossa saúde e bem-estar. A positividade não ignora as dificuldades; ela nos equipa com uma perspectiva que transforma obstáculos em oportunidades de crescimento.

Benefícios para a saúde

O impacto da espiritualidade e da positividade na saúde é profundo e multifacetado. A seguir estão alguns dos benefícios mais significativos:

1. Redução do estresse: práticas espirituais, como meditação e oração, podem diminuir os níveis de estresse, promovendo um estado de relaxamento profundo;
2. Melhoria da saúde mental: a positividade está ligada a menor incidência de depressão e ansiedade, contribuindo para uma saúde mental equilibrada.
3. Fortalecimento do sistema imunológico: o otimismo e a fé podem fortalecer as defesas naturais do corpo, tornando-nos menos suscetíveis a doenças.
4. Longevidade: estudos sugerem que pessoas com fortes laços espirituais ou uma atitude positiva perante a vida tendem a viver mais.
5. Beleza radiante: a paz interior e a alegria influenciam nossa aparência externa, refletindo-se em uma pele mais saudável e uma aura vibrante.

A FONTE DA JUVENTUDE

Cultivando espiritualidade e positividade

Práticas diárias. Incorporar momentos de meditação, oração ou reflexão na rotina pode ajudar a fortalecer sua conexão espiritual.

Gratidão. Manter um diário de gratidão ou simplesmente reservar um tempo para reconhecer as coisas boas da vida pode aumentar significativamente seu otimismo.

Comunidade. Participar de grupos ou comunidades que compartilham de seus valores espirituais ou otimistas pode oferecer suporte e inspiração.

Espiritualidade e positividade são mais do que conceitos abstratos; são práticas vivas que nutrem nossa saúde de dentro para fora. Ao dedicar tempo para desenvolver essas áreas da vida, podemos desfrutar de benefícios que transcendem a saúde física, tocando a essência de quem somos e como nos apresentamos ao mundo.

VIMOS NESTE CAPÍTULO:

- **O impacto das relações sociais:**
  - Relações positivas promovem a saúde mental e física;
  - Apoio social pode reduzir o estresse e aumentar a longevidade.

- **O impacto do meio ambiente:**
  - Um ambiente saudável e estimulante promove o bem-estar;
  - Ambientes limpos e organizados contribuem para a saúde mental.

- **Espiritualidade e positividade:**
  - A espiritualidade pode oferecer suporte emocional e reduzir o estresse;
  - Praticar a gratidão e manter uma atitude positiva melhora a saúde mental.

CAPÍTULO 9

O BALÉ DOS HORMÔNIOS

COMO IMPACTA NO PROCESSO DA VIDA

No intrincado balé da vida, os hormônios desempenham papéis principais, coreografando silenciosamente com as funções vitais que sustentam nossa existência. Esses mensageiros químicos, secretados pelas glândulas endócrinas, viajam pelo sangue até encontrarem as células-alvo, onde se ligam a receptores específicos para desencadear uma variedade de processos biológicos.

Desde o crescimento e o metabolismo até a regulação do humor e a reprodução, os hormônios são os diretores invisíveis por trás das cortinas do corpo humano, garantindo que cada sistema opere em harmonia.

A produção e a ação hormonal dependem de um equilíbrio delicado, influenciado por fatores genéticos, ambientais e de estilo de vida. Quando esse equilíbrio é perturbado, seja por excesso ou por deficiência, as consequências podem ser profundas, afetando nossa saúde, bem-estar e até a nossa aparência. Por exemplo, um desequilíbrio na insulina pode levar à diabetes, enquanto alterações nos níveis de estrogênio e testosterona podem impactar a saúde reprodutiva e a vitalidade.

A FONTE DA JUVENTUDE

Para sustentar a produção adequada de hormônios e manter o equilíbrio, o corpo necessita de uma variedade de nutrientes essenciais. Estes atuam como as matérias-primas para a síntese hormonal, e sua presença em quantidades adequadas é crucial. Em alguns casos, a suplementação desses nutrientes pode ser necessária para otimizar a função endócrina, especialmente em face de deficiências nutricionais ou condições de saúde específicas.

A seguir temos uma tabela que resume os principais hormônios, suas funções, os impactos de seus desequilíbrios e os principais suplementos para sua produção:

HORMÔNIO	FUNÇÃO	PRINCIPAIS SUPLEMENTOS PARA PRODUÇÃO
Cortisol	Resposta ao estresse, metabolismo da glicose	Vitamina C, ácido pantotênico (B5), magnésio
DHEA	Produção de outros hormônios esteroides, função imunológica	Dihidroepiandrosterona (suplementação direta), magnésio, B6
Estrógeno	Funções reprodutivas, saúde óssea	Isoflavonas, vitamina D, cálcio
Hormônio do Crescimento (GH)	Crescimento, reprodução celular, regeneração	Arginina, ornitina, glutamina
Insulina	Regulação da glicose no sangue	Cromo, magnésio, ácido alfa-lipoico
Leptina	Regulação da fome e do metabolismo	Ômega-3, fibras, antioxidantes
Melatonina	Ciclos de sono e vigília	Magnésio, B6, triptofano
Progesterona	Prepara o revestimento uterino para gravidez, regula o ciclo menstrual	Vitamina B6, zinco, magnésio
Prolactina	Produção de leite, sistema imunológico	Vitamina B6, cálcio, vitamina D
Testosterona	Massa muscular, libido, saúde óssea	Zinco, vitamina D, ácido D-aspártico
Tiroxina (T4) e Tri-iodotironina (T3)	Metabolismo, crescimento, desenvolvimento	Iodo, selênio, zinco

Cada hormônio listado na tabela é um fio na tapeçaria da vida, essencial para compor a complexa rede de funções que nos mantêm vivos e saudáveis. A suplementação, quando aplicada corretamente e sob orientação profissional, pode oferecer o suporte necessário para manter esse balé hormonal em harmonia, promovendo saúde e bem-estar.

RELAÇÃO PROGESTERONA/ESTROGÊNIO

O ciclo menstrual é um processo complexo regulado por um equilíbrio delicado de hormônios, principalmente estrogênio e progesterona, mas também envolve o hormônio folículo-estimulante (FSH) e o hormônio luteinizante (LH). Cada um desses hormônios desempenha papéis específicos em diferentes fases do ciclo menstrual.

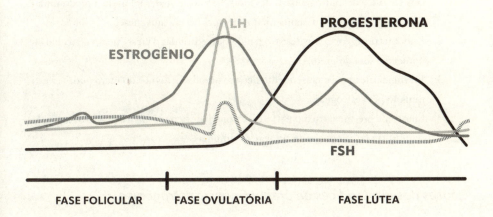

O papel de cada hormônio

Hormônio folículo-estimulante (FSH). No início do ciclo, o FSH é liberado pela hipófise para estimular o crescimento dos folículos nos ovários. Um desses folículos se tornará dominante e produzirá estrogênio.

Estrogênio. O principal papel do estrogênio é preparar o endométrio (revestimento uterino) para uma possível gravidez. O aumento dos níveis de estrogênio também leva a um pico de LH.

Hormônio luteinizante (LH). O pico de LH, induzido pelo alto nível de estrogênio, desencadeia a ovulação, liberando o óvulo do folículo dominante.

Progesterona. Após a ovulação, o folículo rompido se transforma no corpo lúteo, que produz progesterona. A progesterona é responsável por manter o revestimento uterino espesso e pronto para implantar um óvulo fertilizado.

Predominância estrogênica

A predominância estrogênica ocorre quando há um desequilíbrio entre os níveis de estrogênio e progesterona, com o estrogênio sendo relativamente alto em comparação à progesterona. Esse desequilíbrio pode levar a vários problemas de saúde, como:

1. Síndrome dos Ovários Policísticos (SOP): embora a SOP esteja mais associada a níveis elevados de andrógenos, o desequilíbrio hormonal, incluindo a predominância estrogênica, pode desempenhar um papel nesta patogênese;
2. Endometriose: o excesso de estrogênio pode estimular o crescimento de tecido endometrial fora do útero;
3. Fibromas uterinos: o crescimento desses tumores benignos do útero pode ser estimulado pelo estrogênio;
4. Síndrome pré-menstrual (SPM) e distúrbio disfórico pré-menstrual (DDPM): o desequilíbrio hormonal pode agravar os sintomas.

Causas dos altos índices de predominância estrogênica

Várias teorias explicam por que muitas mulheres atualmente têm predominância estrogênica:

1. Exposição a xenoestrogênios: substâncias químicas no ambiente, encontradas em plásticos, pesticidas e cosméticos (em altos níveis, em protetores solares), que mimetizam a ação do estrogênio, podem contribuir para o aumento dos níveis de estrogênio;
2. Estilo de vida e dieta: dietas ricas em gorduras e açúcares, juntamente com o sedentarismo, podem afetar o metabolismo do estrogênio e a produção de progesterona;
3. Estresse: o estresse crônico pode levar à produção excessiva de cortisol, que, por sua vez, pode afetar o equilíbrio hormonal, incluindo a produção de estrogênio e progesterona.

A predominância estrogênica é um problema complexo e influenciado por fatores genéticos, ambientais e de estilo de vida. O manejo eficaz geralmente requer uma abordagem holística, incluindo mudanças na dieta e no estilo de vida,

O BALÉ DOS HORMÔNIOS

gestão do estresse e, em alguns casos, intervenção médica para reequilibrar os níveis hormonais.

QUAL IDADE QUEREMOS TER PARA SEMPRE?

A busca pela eterna juventude é um tema recorrente na história da humanidade, permeando mitologias, literaturas e, mais recentemente, o campo científico, como vimos no início do livro. Mas, ao nos depararmos com a pergunta "qual idade queremos ter para sempre?", somos levados a uma reflexão profunda que transcende a simples ideia de preservar a aparência física.

Historicamente, a juventude é muitas vezes associada a vigor, saúde e beleza. É um período em que o corpo está no pico de sua capacidade metabólica, regenerativa e atividade hormonal, com rápida recuperação e menor prevalência de doenças crônicas. No entanto, a escolha de uma idade eterna com base apenas em critérios físicos ignora a riqueza das experiências e do crescimento que acompanham o envelhecimento.

Emocionalmente, a maturidade traz estabilidade e compreensão mais profunda de nós mesmos e dos outros. As experiências vividas, tanto as alegrias quanto to as adversidades, moldam nosso caráter e resiliência. Escolher permanecer para sempre em uma fase da vida poderia significar a renúncia a essas experiências transformadoras e ao desenvolvimento emocional que elas proporcionam.

Intelectualmente, o acúmulo de conhecimento e sabedoria é um processo contínuo que se enriquece com o passar dos anos. A capacidade de aprender não diminui com a idade; pelo contrário, a profundidade de compreensão e a habilidade de integrar novas informações com experiências passadas aumentam. Uma "idade eterna" fixa poderia limitar nosso potencial de crescimento intelectual e criativo.

A pergunta "qual idade queremos ter para sempre?" nos convida a buscar um equilíbrio entre as diversas dimensões da existência. Em vez de ansiar por uma eterna juventude física, talvez devêssemos aspirar a manter uma juventude de espírito — uma abertura para novas experiências, a curiosidade e o desejo de aprender e crescer, independentemente da nossa idade cronológica.

Aceitar o processo de envelhecimento como uma parte natural e valiosa da vida é fundamental. Isso não significa resignar-se ao declínio, mas abraçar cada fase da vida com gratidão e buscar maneiras de manter a saúde física, emocional e intelectual ao longo do caminho. A verdadeira questão pode não ser "qual idade queremos ter para sempre?", mas "como podemos viver plenamente em cada idade?".

BELEZA E BEM-ESTAR NO USO DOS HORMÔNIOS

O uso de hormônios isomoleculares transdérmicos representa uma abordagem refinada e personalizada para o manejo dos desafios impostos pelo climatério, menopausa e andropausa. Diferentemente dos hormônios sintéticos tradicionais, os hormônios isomoleculares têm uma estrutura química idêntica aos hormônios naturalmente produzidos pelo corpo humano, o que pode oferecer um perfil de segurança e eficácia potencialmente melhorado. Esta abordagem foca não apenas em aliviar os sintomas da menopausa, mas também em restaurar o equilíbrio hormonal de maneira que sustente a saúde, a beleza e o bem-estar geral durante essa fase de transição.

Fundamentos da reposição ou modulação hormonal com hormônios isomoleculares transdérmicos

A quantidade do hormônio é cuidadosamente personalizada para as necessidades individuais, baseando-se em avaliações detalhadas dos níveis hormonais através de exames de sangue, saliva ou urina. Isso permite que o profissional determine as deficiências ou desequilíbrios específicos e prescreva uma dosagem exata de hormônios isomoleculares para restaurar os níveis hormonais a um estado mais jovem e equilibrado.

A diferença principal entre hormônios isomoleculares e não isomoleculares está na sua composição química e na maneira como são processados pelo organismo. Essa distinção afeta diretamente tanto a segurança quanto a efetividade dos tratamentos hormonais, particularmente em terapias de reposição hormonal (TRH) para menopausa, andropausa ou outras situações de desequilíbrio hormonal.

O BALÉ DOS HORMÔNIOS

Hormônios isomoleculares

Definição e produção. Hormônios isomoleculares possuem a mesma estrutura química dos hormônios naturalmente produzidos pelo corpo. Produzidos em laboratórios, são extraídos principalmente de fontes vegetais, como soja e inhame selvagem e modificados para assegurar uma estrutura idêntica à dos hormônios humanos, o que permite ao corpo reconhecê-los e metabolizá-los como se fossem próprios.

Vantagens

1. Compatibilidade elevada: a identidade estrutural reduz o risco de efeitos adversos, tornando-os mais seguros que os hormônios não isomoleculares;
2. Efetividade terapêutica: por serem reconhecidos pelo corpo como próprios hormônios, os isomoleculares tendem a ser mais eficazes no alívio dos sintomas hormonais, como os observados principalmente na menopausa;
3. Tratamento sob medida: a possibilidade de ajustar as dosagens conforme as necessidades individuais permite um controle mais refinado dos níveis hormonais.

Hormônios não isomoleculares

Definição e produção. Diferem dos hormônios naturais em sua estrutura química, podendo ser derivados de fontes animais ou sintetizados para imitar os hormônios humanos, mas sem alcançar uma correspondência exata. Essa discrepância pode fazer com que o corpo os trate como estranhos.

Consequências

1. Risco de efeitos colaterais: a diferença na composição química pode aumentar a incidência de reações adversas, devido à metabolização ineficiente feita pelo corpo.
2. Menor eficiência: a incompatibilidade estrutural pode resultar em uma menor eficácia no alívio dos sintomas de desequilíbrio hormonal.

A utilização de esteroides sintéticos abarca um leque variado de aplicações na medicina, indo do tratamento de condições inflamatórias, autoimunes e musculares, até o uso no aprimoramento físico e esportivo.

A seguir, apresento uma lista atualizada dos esteroides sintéticos mais populares, detalhando suas principais funções, benefícios terapêuticos e os riscos associados ao uso.

Prednisona: é um anti-inflamatório e imunossupressor utilizado para tratar doenças autoimunes, alergias e asma. Seus riscos incluem ganho de peso, osteoporose, aumento do risco de infecções e alterações de humor.

Dexametasona: um potente anti-inflamatório usado em condições inflamatórias e em alguns tipos de câncer. Os efeitos colaterais podem ser supressão adrenal, aumento do risco de infecção, aumento de açúcar no sangue e insônia.

Anavar (Oxandrolona): promove o ganho de massa muscular e é usado para tratar a perda de peso involuntária. Os riscos envolvem toxicidade hepática, alterações no colesterol, alterações hormonais e risco de dependência.

Deca-Durabolin (Nandrolona): utilizado tanto para aumentar a massa muscular e a força quanto em aplicações médicas, como no tratamento de anemia. Seus riscos incluem o cardiovascular, alterações hormonais, acne e ginecomastia.

Winstrol (Stanozolol): usado para ganho de massa magra e força, além de tratar anemias e angioedema hereditário. Entre os riscos estão toxicidade hepática, alterações no colesterol, dor nas articulações e potencial masculinização em mulheres.

Testosterona sintética: indicada para reposição hormonal em homens com baixos níveis de testosterona e para aumento de desempenho. Os efeitos colaterais podem incluir acne, ginecomastia, aumento da pressão arterial, alterações de humor e supressão da produção natural de testosterona.

Trembolona: esteroide anabolizante usado para aumentar a massa muscular e o apetite, tanto em animais quanto por fisiculturistas. Os riscos são agressividade, sudorese noturna, potencial aumento da pressão arterial e impacto negativo na saúde cardiovascular.

Methandrostenolone (Dianabol): favorece um rápido ganho de massa muscular, força e resistência. Os riscos envolvem toxicidade hepática, ginecomastia, retenção de água e hipertensão.

Anadrol (Oximetolona): utilizado no tratamento de alguns tipos de anemia, promove um significativo ganho de massa muscular. Entre os riscos estão hepatotoxicidade, edema, potencial aumento de riscos cardiovasculares e alterações no humor.

O BALÉ DOS HORMÔNIOS

Sustanon: uma mistura de quatro ésteres de testosterona usada para terapia de reposição hormonal e aumento muscular. Os riscos incluem flutuações hormonais, acne, ginecomastia, alterações de humor e impacto na fertilidade masculina.

Gestrinona: empregada no tratamento de endometriose e fibromas uterinos, possui propriedades androgênicas e antiprogestogênicas. Os riscos associados ao uso incluem alterações no peso, oleosidade da pele e acne, mudanças na libido, alterações no ciclo menstrual e voz mais grave.

É crucial que o uso de esteroides sintéticos seja sempre acompanhado por um profissional de saúde devido ao potencial de efeitos colaterais graves e interações medicamentosas. Especialmente em contextos não clínicos, como o aprimoramento físico, é essencial estar ciente dos riscos legais e de saúde associados ao uso indevido de esteroides anabolizantes. Existem métodos e substâncias legais e seguras para melhorar o desempenho físico e tratar condições médicas sem recorrer ao uso de esteroides, sendo a decisão de utilizá-los algo que deve ser cuidadosamente ponderado e sempre sob orientação médica adequada.

Optar por hormônios isomoleculares ou não isomoleculares exige uma análise detalhada das necessidades individuais, considerando os benefícios e riscos. Essa decisão deve ser guiada por um profissional de saúde com experiência em endocrinologia e modulação hormonal. A personalização e monitoramento contínuos do tratamento são cruciais para otimizar os resultados e minimizar riscos e efeitos colaterais.

Os moduladores seletivos do receptor de andrógeno, conhecidos pela sigla SARMS, são uma classe de compostos que operam como ligantes para receptores de andrógenos. Eles são projetados para ter efeitos semelhantes aos dos esteroides anabolizantes, mas com uma abordagem mais seletiva, o que teoricamente reduziria os efeitos colaterais associados ao uso de esteroides tradicionais. Essa seletividade visa diferenciar os efeitos anabólicos (como ganho de massa muscular) dos efeitos androgênicos (como características masculinizantes em mulheres e efeitos adversos em homens), que são comuns com o uso de esteroides.

Como funcionam os SARMS

Os SARMS se ligam de forma seletiva aos receptores de andrógenos presentes em diferentes tecidos. Ao contrário dos esteroides anabolizantes, que afetam uma ampla gama de receptores de andrógenos no corpo, os SARMS têm como alvo específico os tecidos musculares e ósseos. Isso significa que podem promover o crescimento muscular e o aumento da densidade óssea sem os efeitos colaterais indesejados, que com frequência são observados com esteroides, como problemas hepáticos, alterações no perfil lipídico, ginecomastia, entre outros.

Potenciais usos dos SARMS

Embora ainda estejam sob intensa pesquisa e não estejam aprovados para uso clínico pela maioria das autoridades de saúde ao redor do mundo, os SARMS apresentam potencial para tratar diversas condições médicas, incluindo:

1. Atrofia muscular causada por doenças crônicas ou envelhecimento;
2. Osteoporose e outras condições que afetam a densidade óssea;
3. Possíveis tratamentos para algumas formas de câncer.

Riscos e considerações

Apesar da promessa de menor risco de efeitos colaterais em comparação com os esteroides anabolizantes, os SARMS não estão livres de riscos. Estudos e relatos de usuários sugerem que eles podem ter efeitos adversos, incluindo, mas não se limitando, a supressão da produção natural de testosterona, risco de danos cardíacos, alterações no colesterol e potencial toxicidade hepática.

Além disso, em longo prazo, os efeitos dos SARMS no corpo humano ainda não são totalmente conhecidos, dada a falta de estudos clínicos extensos.

O BALÉ DOS HORMÔNIOS

Status legal e disponibilidade

Atualmente, os SARMS estão em uma área cinzenta em termos de legalidade e regulação. Eles são vendidos legalmente como "produtos químicos de pesquisa", mas não são aprovados para consumo humano pela FDA (*Food and Drug Administration*) nos Estados Unidos e por outras autoridades regulatórias em muitos países. Isso significa que, embora possam ser adquiridos facilmente, seu uso não é regulamentado, o que representa um risco significativo à saúde.

Os SARMS representam uma área promissora na ciência farmacêutica, com o potencial de oferecer os benefícios dos esteroides anabolizantes sem alguns dos efeitos colaterais associados. No entanto, a falta de aprovação regulatória e estudos clínicos abrangentes significa que há ainda um caminho a ser percorrido antes que possam ser considerados seguros e eficazes para uso geral. Como ocorre com qualquer substância que altera o funcionamento do corpo, é crucial abordar o uso de SARMS com cautela e estar ciente dos riscos potenciais envolvidos.

O QUE SÃO OS HORMÔNIOS ESTEROIDAIS E O QUE SUA FALTA ACARRETA (PRINCIPALMENTE NA MENOPAUSA)

Os hormônios esteroidais desempenham papéis fundamentais em diversas funções do corpo humano, incluindo o metabolismo, a função imunológica, o desenvolvimento dos caracteres sexuais secundários e a regulação do ciclo menstrual, entre outros.

Uma característica notável desses hormônios é a sua origem: todos são sintetizados a partir do colesterol, seguindo uma cascata bioquímica complexa que ocorre principalmente nas glândulas adrenais e nos órgãos reprodutores (ovários nas mulheres e testículos nos homens).

A cascata dos hormônios esteroidais

A síntese dos hormônios esteroidais começa com o colesterol, uma substância lipídica essencial para o organismo. O colesterol serve como precursor para a produção de todos os hormônios esteroidais, seguindo uma série de reações

A FONTE DA JUVENTUDE

bioquímicas cuidadosamente reguladas. Este processo pode ser dividido em etapas principais:

1. Transporte do colesterol: o colesterol é transportado para as mitocôndrias das células produtoras de hormônios esteroidais. Esse transporte é o primeiro passo crítico e é mediado por proteínas transportadoras específicas;

2. Conversão do colesterol em pregnenolona: dentro das mitocôndrias, o colesterol é convertido em pregnenolona pela enzima desmolase do colesterol. Este é o passo inicial na biossíntese dos hormônios esteroidais e é considerado o ponto de ramificação para a produção de diferentes hormônios;

3. Síntese de hormônios esteroidais específicos: a partir da pregnenolona, a cascata se divide em várias vias, cada uma levando à produção de diferentes classes de hormônios esteroidais. As principais classes incluem:

   - Glucocorticoides (como o cortisol), que regulam o metabolismo da glicose e a resposta ao estresse;
   - Mineralocorticoides (como a aldosterona), que regulam o equilíbrio de água e sais no corpo;
   - Andrógenos (como a testosterona), que são responsáveis pelas características sexuais masculinas e a função reprodutiva;
   - Estrogênios (como o estradiol), que promovem as características sexuais femininas e regulam o ciclo menstrual;
   - Progestágenos (como a progesterona), que são cruciais para a manutenção da gravidez.

4. Regulação da síntese: a produção de hormônios esteroidais é rigorosamente controlada por mecanismos de feedback, envolvendo hormônios liberados pelo hipotálamo e pela hipófise, garantindo que os níveis hormonais permaneçam dentro de um intervalo saudável.

A importância do colesterol

O colesterol, portanto, não é apenas um componente estrutural das membranas celulares, mas também um precursor vital para a síntese de hormônios esteroidais. Essa relação destaca a importância de manter níveis saudáveis de colesterol

O BALÉ DOS HORMÔNIOS

no corpo, pois um desequilíbrio pode afetar a produção de hormônios essenciais para a saúde e o bem-estar.

FALTA DOS HORMÔNIOS POR DIMINUIÇÃO DA PRODUÇÃO PELA IDADE

Climatério e menopausa

Climatério e menopausa são termos muito usados para descrever o período de transição na vida reprodutiva da mulher, mas cada um se refere a aspectos distintos dessa fase.

Climatério

O climatério é a fase da vida que marca a transição entre o período reprodutivo e o não reprodutivo da mulher. Esta fase pode começar vários anos antes da menopausa, propriamente dita, e continuar por algum tempo após a última menstruação. O climatério abrange um espectro amplo de mudanças biológicas, emocionais e endócrinas, sendo caracterizado por uma diminuição gradual na função dos ovários, levando a uma redução nos níveis de hormônios sexuais, especialmente estrogênio e progesterona.

Durante o climatério, muitas mulheres experimentam uma variedade de sintomas físicos e emocionais, incluindo, mas não limitado, a ondas de calor, suores noturnos, insônia, alterações de humor, secura vaginal e diminuição da libido. Esses sintomas são resultado das flutuações hormonais que ocorrem durante esse período. O climatério geralmente ocorre entre os 45 e 55 anos de idade, mas a faixa etária pode variar significativamente de mulher para mulher.

Menopausa

A menopausa é definida como o ponto no tempo que marca o fim da menstruação da mulher, ocorrendo oficialmente quando uma mulher não teve um período menstrual por 12 meses consecutivos, sem outras causas médicas ou biológicas. A menopausa é, portanto, um evento único, ao contrário do climatério, que é um processo gradual. A idade média para a ocorrência da menopausa é em torno dos 51 anos, embora isso possa variar.

A menopausa é um fenômeno natural que ocorre como resultado do esgotamento dos folículos ovarianos capazes de produzir óvulos, levando a uma diminuição acentuada na produção de estrogênio e progesterona. Esse declínio hormonal é responsável pelos sintomas comumente associados à menopausa.

Pós-menopausa

O período após a menopausa é conhecido como pós-menopausa. Durante esta fase, muitos dos sintomas incômodos do climatério podem diminuir, mas o baixo nível de estrogênio continua a afetar a saúde, aumentando o risco de várias condições, como osteoporose, doenças cardiovasculares e alterações no metabolismo lipídico. A atenção à saúde torna-se ainda mais crítica durante a pós-menopausa, com foco na prevenção de doenças crônicas e na manutenção de um estilo de vida saudável.

Estratégias de modulação

1. Estrogênio: essencial para aliviar muitos sintomas da menopausa;
2. Progesterona: usada em combinação com estrogênio para proteger o revestimento do útero e equilibrar os efeitos do estrogênio, a progesterona pode ser particularmente útil para melhorar o sono e reduzir a ansiedade;
3. Testosterona: embora frequentemente associada a homens, a testosterona desempenha um papel crucial na saúde feminina, influenciando a libido, a massa muscular, a força óssea e o bem-estar geral.

O BALÉ DOS HORMÔNIOS

Benefícios da modulação hormonal

1. Melhoria dos sintomas da menopausa. Redução significativa das ondas de calor, suores noturnos, secura vaginal e melhorias na qualidade do sono e no humor.
2. Saúde óssea. A reposição de estrogênio e testosterona pode ajudar a prevenir a perda de massa óssea associada à menopausa, reduzindo o risco de osteoporose.
3. Saúde da pele. A modulação hormonal pode melhorar a elasticidade e a hidratação da pele, contribuindo para uma aparência mais jovem e saudável.
4. Bem-estar emocional e físico. Melhoria na qualidade de vida, incluindo o aumento da energia, melhoria da libido e estabilização do humor.

Considerações importantes

1. Personalização. Cada prescrição é única, baseada nas necessidades específicas da mulher, requerendo monitoramento regular e ajustes conforme necessário;
2. Segurança. Embora os hormônios isomoleculares possam ser considerados mais seguros e mais bem tolerados do que os sintéticos, é crucial discutir os riscos e benefícios com um profissional de saúde especializado;
3. Estilo de vida. A modulação hormonal é mais eficaz quando integrada a um estilo de vida saudável, incluindo alimentação balanceada, exercícios regulares e manejo do estresse.

O uso de hormônios oferece uma abordagem promissora para mulheres na menopausa, buscando não apenas aliviar os sintomas, mas também melhorar a qualidade de vida e a saúde em longo prazo. Ao optar por essa terapia, é essencial trabalhar com um profissional experiente em modulação hormonal, garantindo uma estratégia personalizada e segura para navegar pelos desafios da menopausa.

E A ANDROPAUSA?

A andropausa, muitas vezes referida como a "menopausa masculina", é uma fase da vida do homem caracterizada por uma diminuição gradual nos níveis de testosterona. Este fenômeno natural geralmente ocorre entre os 40 e 55 anos, mas pode variar de indivíduo para indivíduo.

A andropausa pode afetar significativamente a qualidade de vida, trazendo uma série de sintomas físicos e emocionais. Nesta parte do capítulo, vamos esclarecer o que é a andropausa, por que ocorre e como os homens podem minimizar seus efeitos, com um enfoque especial no uso de hormônios bioidênticos e suplementação para ativação ou desativação de enzimas que fazem parte desse processo.

Entender a cascata hormonal na andropausa e o papel das principais enzimas envolvidas requer uma visão detalhada da síntese de hormônios esteroidais, começando pelo colesterol. A seguir, apresento uma representação simplificada desta cascata, destacando as enzimas essenciais que catalisam as etapas críticas no processo de conversão do colesterol em hormônios específicos, como a testosterona, que tem sua produção diminuída durante a andropausa.

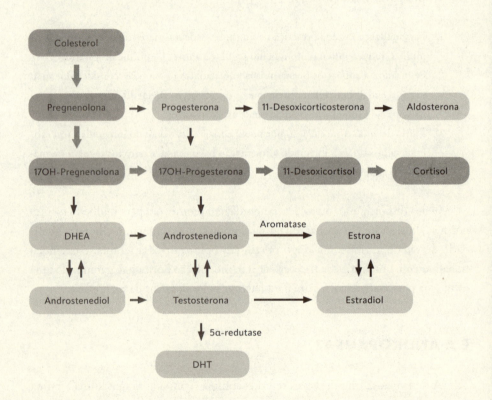

O BALÉ DOS HORMÔNIOS

Duas das principais enzimas do processo, relevantes na andropausa, são:
Aromatase (CYP19A1). Converte andrógenos (androstenediona e testosterona) em estrogênios (estrone e estradiol). Embora a aromatase seja mais conhecida pelo papel na produção de estrogênios, também é relevante na andropausa, devido ao aumento relativo dos níveis de estrogênio em relação à testosterona.

5α-Redutase. Esta enzima é crucial na conversão da testosterona em di-hidrotestosterona (DHT), um andrógeno com uma afinidade significativamente maior para os receptores androgênicos.

Existem duas isoformas principais da 5α-redutase, tipo 1 e tipo 2, que estão localizadas em diferentes tecidos e desempenham papéis distintos no corpo. A atividade dessa enzima não só é fundamental para o desenvolvimento das características sexuais masculinas, mas também está envolvida em condições como a hiperplasia prostática benigna (HPB) e a perda de cabelo (alopecia androgênica), porque converte testosterona em di-hidrotestosterona (DHT)

O DHT é um andrógeno mais potente que a testosterona e é responsável por muitas das características masculinas, como a distribuição de pelos faciais e corporais, aprofundamento da voz e desenvolvimento dos órgãos sexuais masculinos. No entanto, a DHT também está associada a condições como o crescimento prostático e a perda de cabelo em homens predispostos geneticamente.

Durante a andropausa, a diminuição na eficiência dessas enzimas, juntamente com a redução na disponibilidade de colesterol como substrato, pode levar a uma diminuição na produção de testosterona. Entender essa cascata é crucial para abordagens terapêuticas que visam otimizar a função dessas enzimas e, consequentemente, os níveis de testosterona, mitigando os sintomas da andropausa. Estratégias podem incluir a otimização do perfil lipídico para garantir a disponibilidade de colesterol, bem como o uso de suplementos ou medicamentos que possam influenciar a atividade dessas enzimas essenciais.

A diminuição hormonal pode afetar vários aspectos da saúde e do bem-estar masculinos, incluindo o risco de hiperplasia prostática benigna (HPB), ginecomastia (crescimento das mamas), ganho de peso e calvície. A relação entre os hormônios e esses problemas de saúde é complexa e envolve tanto os níveis de andrógenos (como a testosterona e di-hidrotestosterona — DHT) quanto os de estrogênio.

A FONTE DA JUVENTUDE

Hiperplasia prostática benigna (HPB)

Relação Hormonal. A HPB é influenciada pela DHT, um metabólito da testosterona convertido pela enzima 5α-redutase. A DHT tem uma afinidade maior pelos receptores androgênicos na próstata, estimulando o crescimento prostático. Embora os níveis de testosterona diminuam na andropausa, a atividade da 5α-redutase pode permanecer constante ou até aumentar em alguns tecidos, elevando os níveis locais de DHT.

Estrogênio. O aumento relativo dos níveis de estrogênio em relação à testosterona também pode contribuir para o crescimento prostático, uma vez que o estrogênio pode promover a proliferação celular na próstata.

Ginecomastia

Relação hormonal: A ginecomastia durante a andropausa é geralmente causada por um desequilíbrio entre estrogênio e testosterona. Com a diminuição da testosterona, o estrogênio pode se tornar proporcionalmente mais dominante, estimulando o crescimento do tecido mamário em homens.

Conversão de andrógenos. A aromatização periférica de andrógenos em estrogênios em tecidos adiposos pode aumentar, contribuindo para níveis mais altos de estrogênio e promovendo o crescimento das mamas.

Ganho de peso

Relação hormonal: A diminuição da testosterona pode afetar a distribuição da gordura corporal, levando a um aumento da gordura visceral. Além disso, a testosterona influencia o metabolismo, a massa muscular e a energia. A redução nos níveis desse hormônio pode diminuir a taxa metabólica e a massa muscular, facilitando o ganho de peso.

Estrogênio e tecido adiposo. O tecido adiposo é capaz de converter andrógenos em estrogênio através da aromatase. O aumento da gordura corporal pode levar a uma maior conversão, aumentando os níveis de estrogênio e potencialmente impulsionando o ganho de peso.

O BALÉ DOS HORMÔNIOS

Calvície

Relação hormonal: A calvície de padrão masculino, ou alopecia androgênica, está fortemente ligada aos níveis de DHT. A predisposição genética para receptores androgênicos mais sensíveis no couro cabeludo pode resultar na miniaturização dos folículos capilares sob a influência da DHT.

Testosterona e DHT. Embora os níveis gerais de testosterona diminuam na andropausa, os níveis de DHT (que são mais potentes na afetação dos folículos capilares) podem permanecer constantes ou até aumentar em determinadas áreas, como o couro cabeludo, levando à calvície.

A complexa interação entre a diminuição da testosterona, o aumento relativo de estrogênio e a atividade da DHT desempenha um papel crucial na manifestação de problemas de saúde como HPB, ginecomastia, ganho de peso e calvície durante a andropausa. O manejo dessas condições pode envolver terapias de reposição hormonal, inibidores da aromatase, da 5α-redutase, modificação do estilo de vida e, em alguns casos, intervenção cirúrgica.

Como falado na menopausa, todas essas alterações têm como causa a queda hormonal. A terapia de reposição hormonal isomolecular utiliza hormônios que têm a mesma estrutura química dos hormônios naturalmente produzidos pelo corpo humano. Esses hormônios são frequentemente extraídos de plantas, como soja e inhame selvagem, e modificados em laboratório para se tornarem idênticos aos hormônios humanos. Isso significa que o corpo os reconhece e os metaboliza da mesma forma que faria com seus próprios hormônios.

Cada homem é único e a terapia hormonal deve ser personalizada para atender a necessidades específicas. Isso envolve a realização de exames de sangue, saliva ou urina para avaliar os níveis hormonais e determinar a dosagem exata necessária. Por serem idênticos aos hormônios naturais do corpo, os hormônios isomoleculares tendem a ser mais eficazes e seguros. Eles são aplicados de forma transdérmica (através da pele), o que permite uma absorção gradual e constante. É essencial monitorar regularmente os níveis hormonais e ajustar a dosagem conforme necessário. Isso garante que o tratamento continue sendo eficaz e seguro ao longo do tempo.

A reposição hormonal pode ajudar a reduzir significativamente os sintomas da andropausa, como fadiga, diminuição da libido, perda de massa muscular e

A FONTE DA JUVENTUDE

alterações de humor. Muitos homens relatam um aumento na energia e vitalidade, o que pode melhorar a qualidade de vida e o bem-estar geral. A terapia hormonal pode ajudar a prevenir a perda de massa óssea e muscular, reduzindo o risco de osteoporose e fraqueza muscular. A estabilização dos níveis hormonais pode contribuir para um melhor equilíbrio emocional, ajudando a reduzir a ansiedade e a depressão. A reposição de testosterona pode melhorar a libido e a função sexual, proporcionando uma vida sexual mais satisfatória.

Embora a terapia de reposição hormonal isomolecular ofereça muitos benefícios, é crucial discutir os riscos e benefícios com um profissional de saúde especializado. A personalização e o monitoramento contínuos do tratamento são essenciais para otimizar os resultados e minimizar os riscos. Além disso, a modulação hormonal é mais eficaz quando combinada com um estilo de vida saudável, incluindo uma alimentação balanceada, exercícios regulares e manejo do estresse. Essas práticas complementares ajudam a maximizar os benefícios da terapia hormonal e promovem uma saúde integral.

VIMOS NESTE CAPÍTULO:

- **Como impacta no processo da vida:**

  - Hormônios regulam muitos processos vitais e seu equilíbrio é crucial;
  - Hormônios afetam o humor, energia e funções corporais.

- **Relação progesterona/estrogênio:**

  - O equilíbrio entre progesterona e estrogênio é vital para a saúde feminina;
  - Desequilíbrios hormonais podem causar sintomas como fadiga e alterações de humor.

- **Qual idade queremos ter para sempre?**

  - Considerações sobre como manter a vitalidade e saúde ao envelhecer;
  - Nutrição, exercícios e cuidados com a saúde hormonal ajudam a manter a vitalidade.

- **Beleza e bem-estar no uso dos hormônios:**

  - Terapias hormonais podem ajudar a manter a pele e a energia;
  - Avaliação dos prós e contras da terapia hormonal.

- **O que são os hormônios esteroidais e o que sua falta acarreta (principalmente na menopausa):**

  - Hormônios esteroidais são essenciais para várias funções corporais;
  - A falta de hormônios esteroidais pode causar sintomas como ondas de calor e perda de densidade óssea.

- **E a andropausa?**

  - A andropausa é a diminuição dos hormônios masculinos e pode afetar a saúde e bem-estar;
  - Mudanças no estilo de vida e terapias hormonais podem ajudar a gerenciar a andropausa.

CAPÍTULO 10

TERAPIAS E INOVAÇÕES

OS AVANÇOS EM TRATAMENTOS REGENERATIVOS

Os tratamentos regenerativos representam uma fronteira empolgante na medicina, oferecendo potencial para curar, reparar ou substituir tecidos danificados, órgãos e células. Esses tratamentos são baseados em diversas tecnologias, incluindo terapia celular, engenharia de tecidos, biomateriais e moléculas bioativas.

Vamos explorar os dez principais tratamentos regenerativos, detalhando sua base, benefícios, custo-benefício e outros aspectos relevantes.

Terapia com células-tronco

O que é: utiliza células-tronco para reparar ou substituir tecidos ou órgãos danificados.

Base: células-tronco têm a capacidade de se diferenciar em vários tipos de células do corpo.

Ganhos: potencial para tratar uma ampla gama de doenças, incluindo lesões medulares, doenças cardíacas e degenerativas.

Custo/Benefício: alto custo inicial, mas tem potencial para reduzir despesas com tratamentos crônicos em longo prazo.

Terapia gênica

O que é: introduz, remove ou altera material genético dentro das células do paciente para tratar uma doença.

Base: baseia-se na modificação do DNA ou RNA para tratar doenças genéticas ou adquiridas.

Ganhos: potencial para curar doenças genéticas raras e câncer.

Custo/Benefício: tratamentos geralmente caros, mas podem oferecer curas definitivas para doenças anteriormente intratáveis.

Engenharia de tecidos

O que é: criação de tecidos biológicos em laboratório para substituir ou reparar tecidos danificados.

Base: combina células, biomateriais e fatores de crescimento para criar tecidos funcionais.

Ganhos: restauração da função de órgãos danificados, como pele, cartilagem e ossos.

Custo/Benefício: investimento inicial elevado, mas com potencial para melhorar significativamente a qualidade de vida.

Plasma rico em plaquetas (PRP)

O que é: uso do plasma do próprio paciente, rico em plaquetas, para promover a cura de tecidos.

Base: as plaquetas liberam fatores de crescimento que estimulam a reparação tecidual.

TERAPIAS E INOVAÇÕES

Ganhos: amplamente usado em lesões ortopédicas, recuperação pós-cirúrgica e rejuvenescimento da pele.

Custo/Benefício: relativamente acessível e minimamente invasivo, com recuperação rápida.

Terapia com células mesenquimais

O que é: utiliza células mesenquimais para tratar inflamações, doenças autoimunes e regenerar tecidos.

Base: células com potencial para se diferenciar em uma variedade de tipos de tecido e propriedades imunomoduladoras.

Ganhos: tratamento de doenças como artrite, esclerose múltipla e lesões.

Custo/Benefício: custos variáveis, mas com benefícios significativos para condições crônicas.

Terapia com exossomos

O que é: uso de exossomos, pequenas vesículas liberadas por células, para promover a regeneração tecidual.

Base: exossomos carregam moléculas bioativas que podem influenciar a reparação e regeneração celular.

Ganhos: potencial para tratar doenças degenerativas, lesões e promover a regeneração da pele.

Custo/Benefício: tecnologia emergente com custo elevado, mas promissora para tratamentos direcionados.

Biomateriais e scaffolds

O que é: materiais projetados para interagir com sistemas biológicos para reparar ou substituir tecidos.

Base: estruturas que fornecem suporte para que as células cresçam e se regenerem.

Ganhos: aplicações em regeneração óssea, reparo de cartilagem e engenharia de tecidos.

Custo/Benefício: varia conforme o material e aplicação, mas essencial para o sucesso da engenharia de tecidos.

Terapia com fatores de crescimento

O que é: uso de proteínas específicas que estimulam o crescimento celular e a regeneração tecidual.

Base: fatores de crescimento imitam sinais naturais para promover a cura e regeneração.

Ganhos: tratamento de feridas crônicas, regeneração de tecidos e terapias anti-idade.

Custo/Benefício: benefícios significativos para a cura, mas o custo pode ser um fator limitante.

Impressão 3D de tecidos e órgãos

O que é: criação de estruturas tridimensionais de tecidos vivos através da impressão 3D.

Base: utiliza biotintas que contêm células e biomateriais para construir tecidos, camada por camada.

Ganhos: potencial para criar órgãos para transplante e modelos para pesquisa.

Custo/Benefício: tecnologia em desenvolvimento com alto custo, mas com potencial revolucionário para transplantes.

Modulação da matriz extracelular (MEC)

O que é: técnicas para modificar a MEC, o esqueleto de suporte dos tecidos, para promover a regeneração.

Base: alteração ou imitação da MEC para facilitar a reparação e regeneração tecidual.

Ganhos: melhoria na integração de implantes, cicatrização de feridas e regeneração de tecidos.

Custo/Benefício: estratégias promissoras que podem oferecer soluções duradouras para reparo tecidual.

Cada um desses tratamentos regenerativos oferece um potencial único para tratar uma variedade de condições médicas, melhorando a qualidade de vida dos pacientes. No entanto, é importante considerar o custo-benefício, os potenciais riscos e as expectativas realistas ao avaliar essas opções de tratamento. A pesquisa contínua e os avanços tecnológicos continuarão a expandir as possibilidades e a acessibilidade desses tratamentos inovadores.

A BELEZA E SAÚDE ATRAVÉS DA TECNOLOGIA WEARABLE

Na era da inteligência artificial e da inovação tecnológica, a saúde e a beleza estão sendo revolucionadas por dispositivos *wearable* ou vestíveis, que combinam funcionalidade, estilo e avanços em cuidados pessoais. Esses dispositivos, que podem ser usados confortavelmente no corpo, oferecem uma maneira sem precedentes de monitorar, analisar e melhorar a saúde e a aparência de maneira personalizada e em tempo real.

Definição de tecnologia wearable

A tecnologia *wearable* refere-se a dispositivos eletrônicos que podem ser usados no corpo como acessórios ou parte do vestuário. Esses dispositivos estão equipados com sensores inteligentes e conectividade para coletar dados, monitorar várias métricas de saúde e bem-estar, e oferecer análises personalizadas através de algoritmos avançados de inteligência artificial (IA).

A FONTE DA JUVENTUDE

MÁQUINAS E SOFTWARE PARA SAÚDE E BELEZA

Relógios inteligentes e pulseiras de fitness

Funcionalidades: monitoram a frequência cardíaca, contagem de passos, qualidade do sono, níveis de oxigênio no sangue e muito mais. Alguns modelos avançados também podem detectar sinais de estresse e oferecer exercícios de respiração.

Impacto: promovem um estilo de vida ativo e ajudam na gestão do estresse, fatores cruciais para a saúde da pele e o bem-estar geral.

Dispositivos de monitoramento da pele

Funcionalidades: utilizam sensores e IA para analisar a saúde da pele, identificar problemas como desidratação, oleosidade, rugas e recomendar produtos ou rotinas de cuidados personalizados.

Impacto: oferecem uma abordagem personalizada para o cuidado da pele, otimizando as rotinas de beleza.

Roupas inteligentes

Funcionalidades: vestuário com sensores integrados capazes de monitorar sinais vitais, postura e até mesmo a exposição UV.

Impacto: promovem a saúde através do monitoramento contínuo, alertando sobre potenciais riscos à saúde, como exposição excessiva ao sol, que pode acelerar o envelhecimento da pele.

Anéis inteligentes

Funcionalidades: monitoram a frequência cardíaca, padrões de sono, atividade física e ainda podem medir a temperatura corporal.

Impacto: oferecem uma forma discreta de monitoramento da saúde, com implicações diretas para o bem-estar e a aparência física.

TERAPIAS E INOVAÇÕES

Espelhos inteligentes

Funcionalidades: espelhos equipados com IA que analisam a pele, oferecem tutoriais de maquiagem personalizados e rotinas de cuidados com a pele.

Impacto: transformam a maneira como interagimos com nossas rotinas de beleza, oferecendo soluções personalizadas e melhorando a eficácia dos cuidados com a pele.

Aplicativos de saúde e beleza com IA

Funcionalidades: desde aplicativos que monitoram a dieta e a ingestão de água até os que oferecem conselhos personalizados de *skincare* baseados em análise de fotos.

Impacto: facilitam o acesso a informações e recomendações personalizadas, ajudando usuários a tomar decisões informadas sobre saúde e beleza.

Tatuagens inteligentes

Funcionalidades: tatuagens temporárias ou permanentes que mudam de cor em resposta a alterações na saúde do corpo, como níveis de glicose no sangue ou exposição UV.

Impacto: oferecem uma maneira inovadora e não invasiva de monitorar condições de saúde crônicas ou a exposição ao sol, com implicações diretas para a prevenção de doenças e o cuidado com a pele.

Custo/Benefício: embora estejam em fase de desenvolvimento, prometem ser uma solução acessível para monitoramento contínuo de saúde.

Dispositivos de estimulação neural

Funcionalidades: *wearables* que utilizam a estimulação elétrica suave para influenciar a atividade neural, promovendo relaxamento, foco ou alívio da dor.

Impacto: têm o potencial de melhorar o bem-estar mental e físico, reduzindo o estresse e a ansiedade, fatores que podem afetar negativamente a saúde da pele e a aparência geral.

Custo/Benefício: embora possam ser caros, o benefício de melhorar a saúde mental e física pode justificar o investimento para muitos usuários.

Monitores de hidratação

Funcionalidades: dispositivos que medem os níveis de hidratação do corpo em tempo real, alertando o usuário quando é necessário aumentar a ingestão de líquidos.

Impacto: a hidratação adequada é crucial para a saúde da pele, funcionamento dos órgãos e desempenho físico, tornando esses dispositivos essenciais para um estilo de vida saudável.

Custo/Benefício: com preços variados, esses dispositivos podem ser uma ferramenta valiosa para quem busca otimizar a saúde e bem-estar através da hidratação.

Wearables de monitoramento de UV

Funcionalidades: dispositivos que monitoram a exposição à radiação UV, ajudando a prevenir queimaduras solares e danos à pele em longo prazo, como envelhecimento precoce e câncer de pele.

Impacto: oferecem uma maneira prática de gerenciar a exposição ao sol, especialmente importante para a saúde da pele.

Custo/Benefício: geralmente acessíveis, esses dispositivos são um investimento valioso na prevenção de problemas de pele relacionados ao sol.

O futuro da tecnologia wearable na saúde e beleza

A integração da IA nos dispositivos *wearable* está apenas começando. Espera-se que futuras inovações ofereçam ainda mais personalização, com dispositivos capazes de prever necessidades de saúde e beleza antes mesmo de se tornarem aparentes. A análise preditiva, combinada com a personalização, promete revolucionar a maneira como cuidamos de nossa saúde e aparência, tornando os cuidados preventivos e personalizados a norma, não a exceção.

TERAPIAS E INOVAÇÕES

Considerações sobre custo-benefício

Embora o custo inicial de alguns dispositivos *wearable* possa ser alto, o investimento em saúde e bem-estar pode oferecer retornos significativos. A prevenção de doenças, a melhoria na qualidade de vida e a personalização dos cuidados de beleza são benefícios que muitas vezes superam os custos. Além disso, a tendência é que a tecnologia se torne mais acessível à medida que se populariza.

Desafios e considerações éticas

Enquanto a tecnologia *wearable* avança, surgem desafios e considerações éticas, especialmente relacionados à privacidade e segurança dos dados. A coleta contínua de informações de saúde pessoais requer uma gestão cuidadosa e transparente para proteger a privacidade dos usuários. Além disso, a acessibilidade dessas tecnologias é uma preocupação, pois a inovação deve beneficiar todos os segmentos da população, não apenas aqueles que podem pagar.

O papel da inteligência artificial

A IA é o motor que impulsiona muitas das funcionalidades avançadas dos dispositivos *wearable*, permitindo a personalização e a análise preditiva. Com o aprendizado de máquina, esses dispositivos podem adaptar-se às necessidades individuais dos usuários, oferecendo recomendações personalizadas para saúde e beleza. A capacidade de processar grandes volumes de dados em tempo real abre novas possibilidades para o monitoramento da saúde e a intervenção precoce em condições médicas.

A era da inteligência artificial e da tecnologia *wearable* está transformando a saúde e a beleza de modos que apenas começamos a explorar. À medida que avançamos, a promessa de cuidados personalizados e preventivos se torna cada vez mais uma realidade, oferecendo a cada indivíduo ferramentas para viver uma vida mais saudável e bela.

A integração dessas tecnologias ao cotidiano não apenas melhora o bem-estar individual, mas também tem o potencial de transformar a saúde pública geral. Essa tecnologia na saúde e beleza representa um campo emocionante e em rápida evolução, prometendo transformar a maneira como vivemos, monitoramos e cuidamos

A FONTE DA JUVENTUDE

da saúde e aparência. À medida que elas se tornam mais integradas a nosso cotidiano, oferecem uma promessa sem precedentes para o autocuidado personalizado e proativo. No entanto, é crucial abordar os desafios éticos e de acessibilidade
para garantir que os benefícios dessas inovações sejam amplamente
compartilhados.

O futuro da saúde e da beleza *wearable* é promissor e brilhante, com potencial para melhorar significativamente a qualidade de vida, promovendo um bem-
-estar integrativo e personalizado.

O FUTURO DA LONGEVIDADE

Imaginemos um futuro em que a longevidade não seja apenas uma extensão
dos anos que vivemos, mas uma celebração da qualidade de vida que poderemos
desfrutar em cada momento. À medida que avançamos na jornada da vida, a ciência e a tecnologia se unem para desenhar um horizonte repleto de possibilidades,
em que a saúde e a beleza se entrelaçam com a sabedoria e a alegria de viver.

Nesse futuro luminoso, a longevidade é tecida com os fios dourados da inovação, em que cada avanço nos permite não apenas sonhar com mais tempo de
vida, mas com tempo de vida saudável. A medicina regenerativa, com suas pro-
messas de cura e renovação, abre as portas para corações que batem forte, peles
que brilham com vitalidade e corpos que se movem com a graça e a força da juventude. A tecnologia *wearable*, como uma joia preciosa da modernidade, moni-
tora e guia nossa jornada de bem-estar, tornando-se uma companheira silenciosa
que sussurra segredos de saúde diretamente em nossos ouvidos.

Imagine acordar cada manhã com a energia do sol nascente, sentindo-se re-
vitalizado, não apenas pelo descanso reparador, mas pela certeza de que cada aspecto de sua saúde está sendo cuidado com precisão celestial. Os alimentos e
suplementos que escolhemos, enriquecidos com o conhecimento de séculos e a sabedoria da ciência moderna, nutrem não apenas nosso corpo, mas nossa alma, celebrando cada refeição como um ritual de gratidão pela vida.

Neste mundo, a beleza transcende a superficialidade, refletindo a luz interior que brilha através de um sorriso genuíno, olhos que brilham com curiosidade e pele que conta histórias de risos compartilhados sob o sol. A beleza torna-se
um reflexo da saúde, uma dança harmoniosa entre o cuidado de si e o desfrute das
alegrias simples da vida.

TERAPIAS E INOVAÇÕES

À medida que caminhamos por esse jardim de possibilidades infinitas, a tecnologia e a medicina são nossas aliadas, guiando-nos por um caminho adornado com as flores da saúde e da felicidade. A longevidade, nesse futuro radiante, é uma tela sobre a qual pintamos os dias de nossa vida com cores vibrantes de experiências, aprendizados e amores.

Esse futuro não é um mero sonho distante, mas um destino para o qual viajamos juntos, a cada descoberta e inovação, trazendo-nos para mais perto de uma realidade, em que viver muito significa viver bem. E, enquanto navegamos por este mar de possibilidades, encontramos a verdadeira essência da longevidade: não é apenas uma questão de adicionar anos a nossa vida, mas também vida a nossos anos.

Então, vamos abraçar esse futuro com o coração aberto e a mente curiosa, compartilhando as maravilhas dessa jornada com aqueles que amamos. Porque, no final, a verdadeira magia da longevidade reside na capacidade de viver nossos dias com alegria, saúde e beleza, celebrando cada momento como um presente precioso. E é essa visão de um futuro brilhante que nos inspira a cuidar de nós mesmos e dos outros, com a esperança e a promessa de um amanhã ainda mais belo.

COMO DEVO COMEÇAR? DÁ TEMPO?

Como devo começar? Dá tempo, sim, e afirmo isso com toda a certeza e entusiasmo que reside em meu coração. Você está com este livro em mãos, navegando pelas páginas que desenham um futuro repleto de saúde, beleza e longevidade, deve saber que o momento perfeito para começar é agora! Independentemente da idade que tem, seja você um jovem espírito de vinte, trinta ou quarenta anos ou um sábio de setenta anos ou mais, a jornada para cuidar de si não conhece limites de tempo. Ela começa com um simples passo, seguido de outro, e mais outro, até que você se veja trilhando um caminho iluminado de bem-estar e felicidade.

Imagine-se como um jardineiro de sua própria vida, em que cada ação de cuidado é uma semente plantada no solo fértil do seu ser. Essas sementes, regadas com amor, atenção e dedicação florescerão em uma exuberante paisagem de saúde e beleza, independentemente de quando forem plantadas. O segredo está em começar, em pegar aquela primeira semente de intenção e plantá-la com a firmeza de quem sabe que, sim, ainda há tempo.

Começar pode significar adotar pequenas mudanças na alimentação, escolhendo suplementos ou nutrientes que sustentem o corpo e a alma. Pode também

A FONTE DA JUVENTUDE

significar decidir se movimentar mais, encontrando uma atividade física que traga alegria e vitalidade, ou, quem sabe, iniciar um ritual de cuidados com a pele, honrando a história que ela conta, enquanto a nutre com gentileza e cuidado. Cada pequeno passo é uma declaração de amor-próprio, um compromisso com a vida que você deseja viver.

Permita-se ser guiado pela curiosidade, explorando novas práticas de bem-estar, abrindo-se para a ciência da saúde e da beleza que evolui a cada dia. A tecnologia *wearable*, por exemplo, pode ser uma companheira nessa jornada, oferecendo ideias personalizados que iluminam o caminho para uma vida mais saudável e vibrante.

E lembre-se: a inovação é uma ferramenta poderosa nas mãos de quem está disposto a usá-la em benefício próprio.

Enquanto caminha por essa trilha de descobertas e cuidados, saiba que não está sozinho. Há uma comunidade de almas corajosas e corações abertos, cada uma na própria jornada de bem-estar, prontas para compartilhar, apoiar e celebrar cada passo dado. A beleza dessa jornada é que, embora seja profundamente pessoal, é também universal, conectando-nos através de nossas aspirações compartilhadas de saúde, beleza e longevidade.

Então, a você que talvez pense que o tempo para começar já passou, eu digo: o tempo é agora. Neste momento, neste exato instante, aí está repleto de potencial e possibilidades. A cada decisão consciente, a cada passo em direção ao autocuidado, você está redefinindo o que significa envelhecer, mostrando isso ao mundo, mas mais importante, mostrando a si mesmo que a beleza da vida não conhece idade.

Assim, comece com um passo, depois dê outro, e veja como o caminho se desdobra à sua frente, repleto de luz, cor e vida. Dá tempo, e esse tempo é seu para vivê-lo plenamente, com saúde, com beleza, com alegria. Seja o arquiteto de sua própria longevidade, construindo, a cada dia, o futuro radiante que você merece.

VIMOS NESTE CAPÍTULO:

- **Avanços em tratamentos regenerativos:**

  - Terapias como células-tronco e PRP estão na vanguarda da medicina regenerativa;
  - Tratamentos que utilizam células-tronco e plasma rico em plaquetas (PRP).

- **A beleza e saúde através da tecnologia *wearable*:**

  - Dispositivos como *smartwatches* ajudam a monitorar a saúde em tempo real;
  - Tecnologias vestíveis podem ajudar a rastrear e melhorar a saúde da pele e condicionamento físico.

- **O futuro da longevidade:**

  - Pesquisas e inovações que prometem estender a vida saudável;
  - Inovações em biotecnologia e medicina personalizada.

- **Como devo começar? Dá tempo?**

  - Passos iniciais para adotar um estilo de vida saudável;
  - Sugestões para integrar hábitos saudáveis e tecnologias no cotidiano.

CAPÍTULO 11

CONECTANDO OS PONTOS: UM PLANO DE AÇÃO

Neste breve capítulo aprofundaremos a criação de um plano de ação pessoal, detalhado e abrangente, que não apenas oriente suas escolhas diárias em direção a uma saúde e beleza otimizadas, mas se adapte e evolua com você. Este plano será a sua bússola, ajudando a navegar pelas complexidades da vida cotidiana com um foco claro em seu bem-estar.

Passo 1: Estabelecendo metas SMART

Para iniciar, é fundamental estabelecer metas SMART (Específicas, Mensuráveis, Atingíveis, Relevantes, Temporais). Por exemplo, em vez de uma meta genérica como "melhorar a saúde", uma meta SMART seria "aumentar minha ingestão de água para 2,5 litros diários durante os próximos 30 dias para melhorar a hidratação da pele".

A FONTE DA JUVENTUDE

Passo 2: Checklist *diário expandido*

A seguir está um modelo expandido de *checklist* diário, projetado para cobrir aspectos essenciais da saúde e beleza. Este modelo é apenas um ponto de partida; portanto, sinta-se à vontade para adaptá-lo as suas necessidades específicas.

Atividade	Detalhes Específicos	Frequência	Concluído	Observações
Hidratação	Beber 2,5 litros de água	Diariamente	[ ]✓ [ ]✗	
Nutrição	Consumir 3 porções de vegetais verdes e 2 porções de frutas ricas em antioxidantes	Diariamente	[ ]✓ [ ]✗	
Movimento	45 minutos de exercício cardiovascular ou força	Diariamente	[ ]✓ [ ]✗	
Cuidados com a Pele	Rotinas de cuidados com a pele, pela manhã/noite, incluindo limpeza e hidratação	Diariamente	[ ]✓ [ ]✗	
Meditação/ Atenção Plena	20 minutos de prática de *mindfulness* ou meditação	Diariamente	[ ]✓ [ ]✗	
Sono	7-9 horas de sono reparador, mantendo um horário consistente	Diariamente	[ ]✓ [ ]✗	
Nutrição Mental	Ler ou aprender algo novo por 30 minutos	Diariamente	[ ]✓ [ ]✗	
Conexão Social	Interagir positivamente com amigos e familiares, seja pessoal ou virtualmente	Diariamente	[ ]✓ [ ]✗	
Gratidão	Escrever três coisas pelas quais sou grato(a)	Diariamente	[ ]✓ [ ]✗	
Desintoxicação Digital	Limitar o uso de dispositivos eletrônicos a 2 horas, fora do trabalho.	Diariamente	[ ]✓ [ ]✗	

Passo 3: Estratégias para avaliação e ajuste de metas

Revisão semanal e mensal. Além da avaliação mensal, incorpore uma revisão semanal para ajustes mais imediatos. Isso ajuda a manter o plano dinâmico e responsivo as suas necessidades em constante mudança.

Diário de bem-estar. Mantenha um diário de bem-estar para registrar não apenas o progresso e ajustes, mas também como você se sente em relação às diferentes atividades e metas. Isso pode fornecer ideias valiosas sobre o que realmente beneficia seu bem-estar.

Experimentação consciente. Esteja aberto a experimentar novas atividades, alimentos ou rotinas que possam contribuir para o atingimento de suas metas de saúde e beleza. A experimentação consciente pode levar a descobertas significativas sobre o que funciona melhor para você.

Partindo para ação

Este plano detalhado e abrangente é um convite à ação. Cada elemento foi cuidadosamente considerado para ajudar você a fazer escolhas diárias que se alinham com suas metas de saúde e beleza. Lembre-se de que a jornada é pessoal e única; o que funciona para uma pessoa pode não funcionar para outra. Portanto, a personalização e a adaptação contínua são essenciais.

Ao implementar este plano, você fará um investimento em si mesmo, um compromisso com seu bem-estar que repercutirá em todas as áreas da sua vida. Encare este plano como um guia vivo, que cresce e evolui com você, sempre apontando na direção de uma saúde melhor e uma beleza que verdadeiramente vem de dentro.

CAPÍTULO 12

A JORNADA CONTINUA

Ao chegarmos ao último capítulo, é como se estivéssemos no cume de uma montanha e pudéssemos olhar para trás, para a trilha sinuosa que nos trouxe até aqui. Cada capítulo, cada parágrafo, cada informação, constituiu um passo nesta jornada ascendente, não apenas em busca de saúde e beleza, mas de uma compreensão mais profunda de que a beleza verdadeira é um reflexo do nosso mundo interior.

Neste caminho, aprendemos que a beleza não é um estado a ser alcançado, mas uma viagem contínua de autoconhecimento, cuidado e amor-próprio, que nos ensina a olhar além do espelho e a ver além das aparências. No caminho, aprendemos ainda que a beleza verdadeira não está nas linhas finas do rosto ou na curva do corpo, mas na profundidade do nosso sorriso, na sinceridade do nosso olhar, e na forma como tocamos as vidas a nosso redor. É uma jornada que leva a reconhecer que cada um de nós carrega uma luz única, uma beleza inigualável, que merece ser celebrada e compartilhada.

Descobrimos que as mudanças duradouras são construídas sobre a consistência e a gentileza com nós mesmos, não na busca incessante pela perfeição. Cada escolha consciente, cada hábito saudável adotado, cada momento de gratidão, é

A FONTE DA JUVENTUDE

como sementes plantadas no solo fértil do nosso ser, crescendo em direção à luz da nossa verdadeira essência.

Descobrimos que a beleza é dinâmica, está em evolução constante, assim como nós. Ela se adapta, muda e cresce conosco, refletindo nossa jornada, nossas experiências e as lições que aprendemos pelo caminho. A beleza verdadeira é resiliente, forjada nas adversidades e nas alegrias da vida, brilhando ainda mais forte após cada desafio enfrentado.

Através das páginas deste livro, exploramos como a nutrição, a suplementação, o movimento, a hidratação, o descanso e a conexão social não são apenas fundamentos para uma saúde vibrante, mas os pilares sobre os quais a beleza genuína se apoia. Aprendemos que cuidar do corpo é também cuidar da alma, e que a saúde e a beleza são, em essência, uma expressão do equilíbrio e da harmonia interior.

Aprendemos também sobre a importância de nutrir o nosso interior, de alimentar a nossa alma, com pensamentos positivos, com atos de bondade e com momentos de gratidão. Nestas páginas ficou claro que cada ato de autocuidado é um ato de amor, e que ao nos amarmos profundamente, abrimos as portas para irradiar essa beleza para o mundo.

Mas, talvez, a lição mais valiosa que pode ser aprendida aqui seja a importância da comunidade e do apoio mútuo. Ninguém caminha sozinho. Compartilhar nossas histórias, nossas lutas e nossas vitórias nos conecta em um nível profundo, lembrando-nos de que, em nossa essência, todos buscamos o mesmo: sentir-nos bem, viver bem e brilhar com a luz que vem de dentro.

A Fonte da Juventude não é apenas um livro sobre saúde e estética; é um convite para embarcarmos em uma jornada de transformação pessoal, em que o destino é o amor-próprio e a aceitação. É um lembrete de que a beleza verdadeira não é algo que colocamos sobre a pele, mas a luz que irradia de um coração pleno e de um espírito vibrante.

Ao fechar este livro, não estamos concluindo uma história, mas nos preparando para a continuidade dela, armados com conhecimento, inspiração e uma comunidade de apoio. A jornada da beleza verdadeira é infinita, repleta de aprendizados, crescimento e, acima de tudo, de possibilidades. Que possamos seguir em frente, não em busca de um ideal inatingível, mas na celebração da nossa beleza única, aquela que brilha intensamente de dentro para fora.

A Fonte da Juventude traz uma verdade universal, um princípio supracultural que, uma vez abraçado, tem o poder de transformar não apenas a maneira como nos vemos, mas o modo como vivemos. É um convite para viver de forma autêntica, para sermos verdadeiros com nós mesmos e com os outros, celebrando a beleza em todas as suas formas.

Ao final deste livro, levamos as lições aprendidas, as ideias adquiridas e a inspiração encontrada nestas páginas. Agora estamos equipados não apenas com conhecimento, mas com uma nova perspectiva sobre o que significa ser verdadeiramente belo. E enquanto continuamos esta jornada, não esquecemos que a beleza verdadeira, aquela que vem de dentro, é eterna. Ela não desvanece com o tempo, mas se aprofunda, enriquece e se torna mais luminosa a cada dia que passa.

Portanto, ao virar a última página, não enxerguemos o fim, mas um novo começo. Um convite para continuar explorando, aprendendo e crescendo. Um lembrete de que, em nossa essência, somos todos belos, e que nossa maior beleza é aquela que brilha de dentro para fora, iluminando o caminho não só para nós mesmos, mas para todos aqueles que cruzarem o nosso caminho. A jornada da beleza verdadeira continua e é infinitamente rica, profundamente transformadora e eternamente inspiradora.

Por fim, é importante reconhecer que o caminho da beleza integral é tanto vasto quanto profundo, repleto de infinitas possibilidades e descobertas. *A Fonte da Juventude* é uma verdade a ser vivida, um convite a embarcar em uma jornada contínua de autoconhecimento, autocuidado e transformação.

Para garantir que este seja apenas o início de uma aventura sem fim em busca da beleza que irradia de dentro para fora, ofereço a você uma seleção de recursos adicionais. Eles são faróis que poderão iluminar seu caminho, oferecendo orientação, inspiração e apoio, enquanto você continua a explorar as profundezas de sua própria beleza interior.

Lembre-se, a jornada da beleza integral é uma exploração sem fim de sua essência mais profunda, uma celebração da luz que você carrega dentro de si. À medida que avança, armado com os recursos compartilhados e guiado pelo conhecimento adquirido, saiba que cada passo é uma oportunidade para brilhar ainda mais forte.

Que sua jornada seja repleta de descobertas maravilhosas, momentos de profunda conexão consigo mesmo e com o mundo a seu redor e uma apreciação crescente pela beleza que reside em você. A beleza verdadeira não conhece limites e seu potencial para irradiar essa beleza é infinito.

Avance com coragem, curiosidade e amor. A beleza que vem de dentro não apenas ilumina o seu caminho, mas também serve como um farol para os outros, inspirando-os a descobrir e a celebrar sua própria luz interior. Este é apenas o começo; a jornada continua, e ela é magnífica.